AF300034

MON TESTAMENT,

OPUSCULES

MÉDICO-PHILOSOPHIQUES.

MON TESTAMENT,

OPUSCULES

MÉDICO-PHILOSOPHIQUES,

Par G.-T.-R. S...., D. M.

Sunt bona, sunt quædam mediocræ, sunt mala multa.
(Owen.)

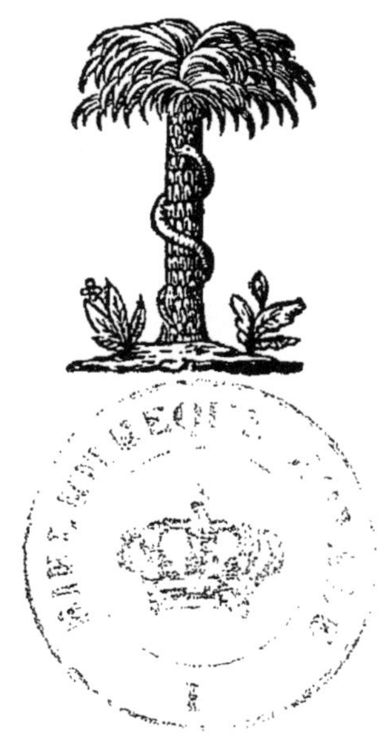

LISIEUX,

IMPRIMERIE DE J.-J. PIGEON,

RUE DES BOUCHERIES, Nº 2.

1837.

Comme l'on vieillit vite ! J'étais jeune, il y a deux jours ; ce qui me reste à vivre est bien court et bien incertain ; ce qu'il y a de plus triste encore ; c'est que les instans marchent bien plus rapidement pour un sexagénaire que pour un enfant ; l'année d'un vieillard vaut à peine le jour d'un adolescent.

Je voudrais bien saisir au vol quelques minutes de cette durée si fugitive : je voudrais ne pas tomber tout entier dans l'abîme immense de l'oubli ; sondant de l'œil sa profondeur, j'ai reculé d'effroi ; l'instinct qui nous attache à la vie est si puissant que nous voudrions nous survivre à nous-mêmes.

Nous n'avons qu'un seul moyen ; les heures passent perdues à jamais ; les œuvres restent ; j'aurais bien voulu faire à la postérité un legs qu'elle daignât accepter ; j'ai donc écrit ces essais et développé quelques idées utiles. Ce désir d'immortalité que j'éprouve avec beaucoup de vieillards, pourquoi résisterai-je à sa douce influence ? pourquoi me refuserai-je à sa douce illusion ?

Si je suis déçu dans mon espoir, j'en conserve pourtant un qui me console ; j'espère laisser quelques souvenirs dans le cœur de quelques amis ; j'espère que ces souvenirs ne seront pas sans douceur, et j'en jouis d'avance avec une mélancolique volupté ; j'ai donc écrit ces opuscules à bâtons rompus ; mes affaires continuelles ne me laissaient pas le temps de soigner mon style; mes facultés décroissantes ne m'en laissaient plus les moyens : je me suis donc plus occupé du fond que de la forme; j'ai voulu développer quelques idées utiles; pourtant je demande grâce pour le style; je voudrais seulement être clair.

Mais, combien cela est difficile ! Combien il est difficile de transmettre de votre cerveau dans celui de votre lecteur votre pensée, avec toutes ses nuances, tous ses linéamens. Vous vous entendez, vous; mais vous n'êtes pas compris; les mots n'ont pas la même acception pour tout le monde; plusieurs idées, par lesquelles vous avez passé pour arriver à vos conséquences, vous sont particulières; il y a donc, pour votre lecteur, des lacunes dans la suite de vos raisonnemens.

J'ai éprouvé, d'ailleurs, une autre difficulté dans le développement de mes opinions, surtout pour celles que j'ai méditées, que j'ai remachées plusieurs fois; il faudrait suivre dans leur exposition, la série la plus naturelle, la série de raisonnemens qui vous y a conduit; ayant oublié le chemin le plus droit, j'ai couru à travers champs.

Peut-être ai-je commis une faute volontaire; je me suis livré à quelques digressions à propos et hors de propos; je ne voulais point perdre l'occasion de lancer une vue utile, de semer un germe d'idée neuve, quoique tout cela n'aille guère à mon sujet; que l'on songe donc que j'écris mon testament, et que je me soumets à la presse probablement pour la dernière fois.

TABLE DES MATIÈRES

CONTENUES DANS CET OUVRAGE.

Préface.

Je n'ai vu dans aucun cours d'accouchement l'article de la délivrance traité avec l'importance qu'il a : j'ai développé mes idées, sur ce sujet, le plus clairement que je l'ai pu ; je sais combien il est difficile de semer ses idées avec toutes leurs modifications délicates, avec tous leurs détails complets dans le cerveau d'autrui ; mon ouvrage ne serait pourtant pas inutile, s'il en provoquait un meilleur.

Je crains bien que les lecteurs prévenus ou par des idées antérieures, adoptées sans examen, ou par des motif que je ne veux pas approfondir, n'y voient que des paradoxes ; il est si facile de blâmer ! L'instinct nous y sollicite, et l'on satisfait tant de passions à la fois !

Je trouverais dur d'être obligé de dire : frappe, mais écoute ; je ne me sens point assez d'héroïsme pour me constituer ainsi de gaieté de cœur, victime de l'utilité publique : cependant, si l'on me fait l'honneur de me critiquer, je répondrai aux objections, ou je m'y rendrai, car j'ai la conscience que je cherche la vérité, que je ne la méconnaîtrai jamais, par un misérable intérêt d'amour-propre : quant aux injures, je ne sais pas y répondre.

LES PERTES

ET LA DÉLIVRANCE.

La femme destinée à être épouse et mère a besoin, parfois, de plus de sang que son organisme n'en peut dépenser ; car, portant dans son sein le germe humain, elle a besoin dans cet état d'un surcroit de liquides nutritifs destinés à la nutrition et au développement de ce germe : quand elle n'est pas fécondée, elle souffre de cette accumulation périodique de matériaux nutritifs ; une hémorragie critique l'en débarrasse ; cette excrétion salutaire est le régulateur de sa santé.

Un auteur déja ancien, à qui son style enchanteur a donné une espèce de célébrité, a cru que cet écoulement périodique était une dépravation de l'espèce humaine ; il s'éblouissait des paradoxes de Jean-Jacques, et s'égarait sur ses pas : l'homme est fait pour vivre en société, quoiqu'en dise le sophiste éloquent ; il est très-vrai que les femmes sauvages sont mal réglées ; il est vrai que cette turgescence des organes générateurs est plus rare chez elles ; cette différence tient à l'abondance d'alimens qui détermine cette pléthore dans les femmes de nos sociétés, et à la pénurie de subsistances qui la rend si rare dans les malheureuses compagnes de l'homme de ces sociétés ébauchées. Est-ce un mal que cette abondance ? Il m'est impossible de le croire. Les animaux n'ont, comme les sauvages, qu'une saison d'amour dans l'année ; et cette saison arrive à l'époque où sont le plus abondans les alimens que la nature leur a préparés, à l'époque de leur moisson, pour ainsi dire.

Ou je me trompe, ou ces considérations expliquent toutes les anomalies, comme la marche régulière de la menstruation. Les règles se suppriment dans la grossesse, parce que le sang qu'elles rejettent devient utile à la nutrition du fétus : dans une femme sanguine, ou quand le fétus, encore trop petit, ne l'emploie pas tout-à-fait, c'est-à-dire dans les deux ou trois premiers mois de la grossesse, ce sang est encore en partie rejeté ; chez une femme non fécondée, au contraire, tout est rejeté, parce que tout est inutile.

J'ai vu souvent, dans la pratique médicale, des erreurs de pratique être la suite de l'ignorance de ces faits : ainsi, j'ai vu souvent des femmes pulmoniques perdre leurs règles, parce que, loin d'avoir du superflu, elles avaient à peine le nécessaire ; la nutrition, ne se faisant qu'imparfaitement, leur fournissait à peine le chyle et le sang nécessaires à leur existence. Un médecin ignorant croyait voir dans cette suppression la cause d'une maladie dont elle n'était que l'effet ; et, donnant ses incendiaires emménagogues, il jettait ainsi de l'huile sur le feu qui consumait la malheureuse malade *.

Nous avons dit que le sang, par son contact avec la membrane muqueuse de l'utérus, l'excite vivement, comme l'émétique excite l'estomac, et détermine les contractions de ce premier organe, comme les préparations antimoniales excitent le vomissement ; quelquefois la matrice affai-

---

* Les phtisiques digèrent mal ; mais, en supposant même que la digestion se fît bien, l'assimilation se fait mal : leur urine, qui ne devrait charier que le *détritus* de leurs organes, charie aussi beaucoup de mucilage animal qui n'a point entré dans la composition de leurs parties : on le reconnaît à ce que leur urine est écumeuse comme de l'eau de savon ; on le prouve par la solution de tan, qui précipite cette gélatine en masse insoluble ; leurs crachats, souvent sucrés, prouvent encore notre théorie. La matière nutritive s'écoule encore par cette voie.

blie [*], soit par un chagrin d'amour qui diminue morbidement la vitalité de cet organe, soit par l'abus des plaisirs solitaires, soit par l'influence sympathique de l'estomac vicieusement affecté, ne se contracte pas sous le premier stimulus du sang; ce sang y séjourne; il éprouve dans cet endroit les mêmes changemens que dans un vase inerte; c'est-à-dire qu'il se sépare, par une espèce de chimie animale qui est encore un reste de vie, en caillot et en *serum :* la sérosité sort facilement sous la forme de ces règles en forme de lavure de chair que l'on voit chez les femmes maladives; le caillot sort plus tard, par l'effort de contractions douloureuses qui accompagnent toujours la dilatation forcée du col de la matrice.

Et, si ces caillots s'accumulent dans la cavité *utérale,* ils déterminent une dilatation de ce muscle creux, et par conséquent de ses pores, à peu près comme un ouvrage de tricot élargit ses mailles par la distention qu'il éprouve; et de là résultent des pertes qui ne cessent que quand la matrice, après avoir expulsé ces caillots, peut revenir sur elle-même, et que les orifices exhalans diminuent dans la proportion des dimensions totales.

Comment faire pour provoquer cette expulsion? Je pense que le seigle ergoté, qui sollicite puissamment les contractions de la matrice, remplit parfaitement cette indication. On ne doit pas s'effrayer de voir d'abord augmenter les caillots sous l'influence de ce remède; mais cette exacerbation apparente de la maladie est un commencement de guérison.

Dans l'acte de la génération, quand la liqueur séminale, ou ou moins *l'aura seminalis,* les émanations gazéïformes du liquide fécondant, ont déterminé la série d'irritations

---

[*] Une jeune fille, privée de l'objet de son amour, éteint tous ses désirs; la matrice perd son activité; le sang qui l'inonde ordinairement reflue vers le poumon, et détermine l'hémoptysie.

qui, partant du clitoris, aboutit à l'ovaire, celui-ci s'enflamme dans un point, il se déchire par une crevasse, et
un petit globule s'en détache, s'introduit dans la trompe,
y parcourt un trajet par une série de mouvemens de contractions successives, analogues aux contractions péristal-
tiques des intestins, et arrive enfin dans la cavité de l'utérus. Les expériences de Harvée prouvent la première partie
de notre assertion; les grossesses tubaires prouvent la seconde partie; enfin, celles de Hunter prouveront la
troisième.

Arrivé dans l'utérus, le germe, semblable à une baie du
groseiller à grappes, y détermine une irritation spécifique;
les parois de cet organe se contractent, s'appliquent à la
périphérie du sphéroïde nouvellement animé, exudent
autour de lui une liqueur albumineuse qui se concrète,
s'organise, et forme ainsi ce qu'on appelle la *membrana
decidua* de Hunter.

Cette exudation albumineuse, concrétée, présente du
côté de la matrice une toile plus serrée; du côté de la petite
vessie sphéroïdale qui compose le germe, une autre toile
plus serrée encore; du côté par où ces deux expansions
membraniformes se regardent, elles sont continues par un
tomentum, par des filets multipliés qui forment une espèce
de feutrage entre l'utérus et le petit œuf; c'est-à-dire
qu'extérieurement et tout-à-fait intérieurement, elles sont
adhérentes à la matrice et au fœtus : voilà les deux parties
de la *membrana decidua* de Hunter, le feuillet direct et le
feuillet réfléchi.

Cependant le petit germe, qui n'est pas isolé dans sa
cavité, envoie à un des points de cette cavité une expan-
sion vasculaire qui y adhère, qui y détermine une vie plus
active, qui y développe conséquemment une espèce de
végétation fongueuse, un nouvel organe, qui fait partie du
système circulatoire de l'embryon ; cette espèce de lacis
(le placenta), formant une calotte hémisphérique creuse,

présente d'abord un grand volume relativement à l'œuf qu'il recouvre ; mais l'œuf, se développant plus rapide ment, devient tous les jours plus volumineux relativement au placenta.

Le fœtus, renfermé dans la membrane séreuse de l'ammios qui le recouvre lui-même, envoie vers la portion d'ammios qui tapisse intérieurement le chorion, un faisceau de vaisseaux, deux artéres et une veine. Ces vaisseaux, parvenus au point d'insertion, se divisent en cinq à six gros rameaux ; chaque rameau se subdivise en ramifications d'un calibre d'autant plus fin, que leur nombre augmente davantage ; les ramifications capillaires forment un réseau inextricable par mille anastomoses multipliées ; mais ces anastomoses ne se font qu'entre les petits vaisseaux appartenant tous au même rameau : il n'y a point de communication vasculaire entre les artérioles et les vénules d'un rameau et celles d'un rameau voisin.

De cette manière, chaque rameau isolé forme et développe le parenchyme d'un lobe séparé ; mais bientôt ces lobes, devenant voisins, se soudent mutuellement pour former une masse unique constituant le placenta. Au reste, l'isolement de chaque rameau et de ses ramifications persiste ; et il n'y a, d'un lobe à l'autre, que des communications lymphatiques et séreuses. Pourtant il y a quelques exceptions ; et, chez quelques femmes, comme chez les animaux, le placenta reste divisé en lobes nommés cotylédons par les vétérinaires.

Il paraît que le système vasculaire sanguin du fœtus reste isolé du système vasculaire sanguin de la mère ; il n'y a, entre ces deux individus, qu'une circulation séreuse ou lymphatique : le placenta appartient au petit être et fait partie de son organisation.

Dans le commencement, on pense bien que les vaisseaux sanguins du nouvel être, prenant leur origine au *punctum saliens*, ne s'étendent pas loin dans le cordon ombilical :

mais, à mesure que l'un s'accroît, les autres s'allongent, se creusent une route plus longue dans le parenchyme placentaire ; enfin, il arrive un moment où le sang fétal, arrivant à la matrice, stimule, éveille sa sensibilité particulière, et, par suite, détermine les contractions qui constituent l'accouchement : l'abord du sang est donc pour quelque chose dans cette grande opération de la nature ; notez que je ne dis pas *pour tout* : je sais et j'accorde que la dilatation successive de la matrice dans ses divers points y est pour beaucoup ; quand le fond ne peut plus s'étendre, le col s'amincit et l'orifice constituant le museau de tanche, s'entr'ouvre ; c'est-à-dire, que la parturition se prépare *.

Elle s'opère enfin ; elle s'opère lentement : la nature a rendu douloureux un acte utile, nécessaire ; elle l'a même rendu douloureux chez les animaux qui, comme le disait certaine dame, n'ont pourtant pas mangé de fruit défendu, et chez lesquels le nombre des fœtus les rend plus petits, proportionnellement au canal osseux qu'ils doivent traverser ; cet acte est douloureux, ai-je dit, il est aussi difficile ; la nature, en y ménageant des obstacles, a sans doute voulu qu'il se fît lentement, même dans l'état normal ; la matrice, en se vidant lentement, revient sur elle-même à mesure que sort le produit de la conception, devenu corps étranger, corps stimulant, cause de contraction : à mesure qu'elle se contracte lentement, ses points d'adhérence ne répondent plus aux points d'adhérence du placenta ; il se détache peu à peu ; il se détache sans hémorragie, parce que les mailles qui forment le tissu du muscle creux qui le contient diminuent en même temps que ses proportions totales.

* J'ai dit que l'abord du sang est pour quelque chose dans l'accouchement ; je crois que la matrice se révolte contre le sang par une sensibilité particulière, comme l'estomac repousse l'antimoine, comme le larynx se resserre contre la salive, comme le jaune d'œuf, cette substance si douce, irrite la conjonctive oculaire, etc.

Quand la parturition se fait trop brusquement, la matrice, subitement désemplie, manquant de corps solide sur lequel s'appuyer, de stimulant qui sollicite sa contraction, reste flasque; ses orifices exhalans restent béans, et il y a souvent perte; quand, au contraire, la déplétion de cet organe est graduelle, il se moule sur le fœtus, s'applique continuellement sur sa surface, et diminue de calibre à mesure que ce qu'il contenait fuit sous la pression qu'il exerce, et le danger de la perte devient graduellement moins menaçant.

On voit qu'un accouchement trop prompt a ses dangers; la matrice reste molasse et peut éprouver cette hémorragie terrible qu'on appelle une perte; les parois du ventre n'exerçant plus sur les organes qu'il contient, leur compression accoutumée, la contraction oscillatoire et alternative du diaphragme et des muscles abdominaux ne les ballotant plus, ces organes tombent dans l'inertie; les gros vaisseaux sanguins, artériels, et surtout les veineux, si développés dans cette partie, se laissent distendre par le sang; toutes ces causes morbides peuvent être pour quelque chose dans ces péritonites abdominales, dans ces abcès qui envahissent la masse entière du tissu cellulaire, si développé dans cette cavité.

Ces circonstances indiquent énergiquement l'application, autour de l'abdomen, d'un bandage aussi serré qu'il peut l'être sans douleur : combiné avec le tamponnement, il le seconderait très-bien, car il empêcherait ces pertes internes dont on a fait une objection contre ce dernier moyen.

Peut-être aussi pourrait-on appliquer dans ce cas le seigle ergoté; doué d'une action spécifique sur l'utérus, déterminant fortement ses contractions, il ferait disparaître ainsi la cause de l'hémorrhagie.

Si, au contraire, l'accouchement languit; si la matrice, épuisée de ses forces par un long travail, ne se contracte point sur le fœtus; si, enfin, ce produit si précieux de la conception ne chemine point dans un bassin bien conformé, et malgré sa bonne position, je pense que le seigle ergoté se trouve encore bien indiqué.

Sans doute que dans un bassin difforme avec un enfant mal tourné, l'emploi du seigle ergoté serait nuisible ; dans ce cas l'obstacle ne se trouve pas dans le défaut de contractions utérines, mais dans une difformité physique qui les rend impuissantes ; que gagnerait-on à les rendre plus énergiques ? On multiplierait les dangers. Mais ceux qui ont blâmé l'emploi du seigle ergoté ont confondu ces deux cas si différens ; l'abus ne doit pas empêcher l'usage raisonnable.

Après la parturition du fœtus, après l'instant de calme délicieux qui a succédé, arrive la parturition des secondines, c'est-à-dire, du placenta ainsi que des membranes, Chorion et Amnios. Dans l'état normal, les membranes n'adhèrent plus depuis quelque temps, le placenta lui-même quoiqu'ayant perdu un peu de sang par le cordon ombilical, n'ayant pas diminué de volume, proportionnellement à la surface d'attache de l'utérus, a eu ses points d'adhérence successivement détachés de ceux qui lui correspondaient, et se trouve isolé dans la cavité qui le renferme ; agissant alors comme corps étranger, concurremment avec le sang, il détermine les contractions expulsives de la matrice, et est bientôt rejeté sans la concurrence d'aucun secours étranger.

Tout ne se passe pas toujours ainsi : le placenta peut être détaché en entier sans que la matrice se contracte ; fatiguée, épuisée par les efforts souvent impuissants d'un accouchement difficile, dans une femme maladive à qui la tristesse et la misère ont ruiné la santé, cette sphère musculeuse ne se contracte point ; en contact avec des stimulans, elle ne répond point au stimulus ; il se fait une hémorragie par ses pores largement béans ; que faut-il faire ?

Beaucoup d'accoucheurs croient à l'utilité de l'extraction

hâtive du placenta : mais cette masse sanguine provoque-
rait plutôt les contractions utérines, qu'elle ne les empêcherait ; mais par son volume elle remplit en partie la
cavité de l'organe ; mais aucune hémorragie ne se faisant
par les vaisseaux sanguins du cordon qui lui appartient, on
voit que cette circonstance ne peut contribuer en rien à la
perte : à quoi donc sert cette manœuvre douloureuse, pré-
cipitée, quand aucune douleur spéciale n'annonce aucune
contraction expulsive? d'après ces considérations, elle serait plutôt nuisible qu'utile.

Les véritables moyens sont les frictions sur le ventre avec
du vin généreux ; le bandage abdominal aussi serré qu'il
peut l'être sans douleur ; l'introduction dans l'utérus, d'un
citron pelé, qui par son acide crispe les vaisseaux exhalans, qui par son volume fournit un point d'appui solide à
l'utérus ; le tamponnement combiné avec le bandage, car
l'un ne doit jamais aller sans l'autre ; enfin le seigle ergoté,
qui réveille l'énergie contractile de l'organe qui doit agir,
et dont l'inertie fait tout le mal. Au reste, on reconnait que
le placenta est totalement détaché, en ce qu'il ne se fait
aucune hémorrhagie par le cordon ombilical ; s'il s'en fait
une par cette voie, alors le placenta est adhérent en tout,
et dans ce cas la ligature du cordon l'arrête facilement,
puisque dans une adhérence complète, aucun pore exha-
lant ne peut donner du sang ; on peut encore employer l'in-
jection d'un acide dans la veine ombilicale, et non dans les
artères du même nom : les fluides ne marchent pas dans
cette direction dans ces derniers canaux ; si l'adhérence est
imcomplète, l'hémorragie continue après la ligature de la
portion placentaire du cordon ombilical : ce signe important
décèle l'existence de cette supposition ; il faut bien le reconnaître : alors avant d'appliquer les moyens indiqués
ci-dessus il faut introduire la main dans l'utérus, et achever
le détachement complet du placenta ; au reste, dans ces
deux dernières suppositions, l'absence complète des dou-

leurs expulsives indique l'inertie complète de l'organe,
qui doit expulser. On a beaucoup parlé de la putréfaction du placenta; je pense qu'on s'est trompé ; quand il
est adhérent, il ne se putréfie pas ; quand il est détaché
entièrement, il est expulsé ; cela ne souffre d'exception
que dans l'atonie de la matrice qui existait avant le sé-
jour du placenta et qui est ici cause et non effet : dans
tous les cas, comment veut-on que le sang se putréfie
et agisse comme liquide putréfié ; il n'a pas le contact
de l'air; le sang n'est pas un fluide très putrescible, j'en
ai gardé dans l'été jusqu'à ce qu'il se fût desséché, et il
ne se putrifiait pas ; aucun insecte vivant dans les corps
putréfiés n'y venait déposer ses œufs.

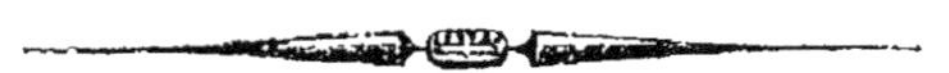

REMARQUES
SUR LE SYSTÈME
DE M. BROUSSAIS.

Préface.

Monsieur Broussais, après avoir fait une thèse insignifiante, a établi sa réputation sur un ouvrage de bonne foi plutôt que de génie; mais, suivant le proverbe populaire, l'appétit vient en mangeant, il a voulu devenir chef de secte; il a voulu bâtir un système, il en a fait un assez mesquin, puisque c'est la moitié du système de Brown; il en a exagéré les conséquences; enfin dans la fièvre d'ambition qui le travaillait, il a mis dans sa polémique avec ses confrères, toute l'aigreur, la colère enthousiaste d'un prophète : on la pris au mot sur tous les éloges qu'il se prodiguait, sur tous les succès dont il se vantait; quoiqu'il fit tout pour empêcher la vérification de ces succès. Mais la justice de la postérité commence déjà pour lui, et maintenant un nouveau système va supplanter le sien; plus les hypothèses sont absurdes, plus elles réussissent, je crois : combien de têtes mal faites pour une tête saine !

Au reste, j'ai dit ce que je croyais la vérité; si on me critique, je répondrai; si l'on me questionne, j'expliquerai; si l'on me convainc, j'avouerai; enfin, si l'on me donne des injures pour des raisons, je me tairai : c'est une langue que je ne connais pas.

REMARQUES
SUR LE SYSTÈME
DE M. BROUSSAIS.

Ce système est fondé sur plusieurs assertions denuées de preuves. 1o Que toutes les maladies sont le résultat de l'inflammation d'un organe particulier. 2o Que partout l'inflammation est de la même nature. 3o Qu'elle se guérit dans toutes les organes et dans tous ses phases par les mêmes remèdes. 4o Enfin que l'estomac est la cause de toutes les affections morbides, et que son inflammation détermine tous les symptomes, dont les groupes variés caractérisent ce que l'on appelait autrefois des maladies.

Il faut discuter chacune de ces assertions isolément, et quoique l'auteur n'ait donné aucune preuve pour en appuyer l'évidence, quoiqu'une simple dénégation pût être la seule réponse qu'on dût à une simple affirmation ; nous allons en établir la fausseté sur des argumens bien motivés.

d'abord dire que toutes les maladies sont le résultat de l'inflammation d'un organe particulier, c'est dire que cet organe particulier est malade isolément sans que les autres organes avec lesquels il est lié par le rapport de fonctions semblables, par l'ensemble d'une fonction qu'il est destiné à remplir concurremment avec eux, par des communications vasculaires ou nerveuses, par continuité ou même simple contiguité, partagent sa souffrance et sont émus d'impressions, d'oscillations moléculaires analogues.

Tout dans les maladies semble contrédire cette hypothèse ; le mal fixé sur un organe , se réfléchit sur tous les autres ; le phlegmon le plus léger excite de la fièvre, et cette fièvre qui n'est qu'une accélération des battemens du cœur , de la réaction pulsative des artères et des oscillations variés du système capillaire , cette fièvre en modifiant le travail moléculaire de tous les points où ce système capillaire envoie ses ramifications , cette fièvre y détermine une affection morbide ; et souvent même un organe important secondairement affecté par un organe secondaire primitivement souffrant , cet organe devient le centre des irradiations douloureuses , qui électrisent l'économie tout entière.

Oui , sans doute ; nous ne sommes pas construits de parties isolées ; tout se coordonne dans notre organisation , tout sympatise de plaisir et de douleur, de bien-être et de mal-aise ; des actions et des réactions réciproques meuvent cette machine si compliquée ; tous les rouages s'engrènent mutuellement ; et le jeu d'une de ses roues ne peut s'arrêter ou devenir irrégulier sans que toutes les autres roues n'en ressentent l'influence, ne s'arrêtent , ou ne jouent irrégulièrement.

Que quelques organes soient malades isolément, on pourrait peut-être l'accorder aux assertions tranchantes des faiseurs de systèmes ; mais que des élémens qui entrent dans la composition de tous ces organes, tels que l'élément cellulaire, l'élément capillaire * sanguin, souffrent seuls, c'est ce qu'il est plus difficile de concevoir ; la peau même, cette enveloppe générale extérieure de tout notre corps, sympathise dans toutes ses parties, et rarement, par exemple, elle est suante ou sèche dans une de ses régions, sans montrer dans les autres un peu de cette

---

* Nous nommons *élémens* ce que Bichat appelait *système*, et bien à tort : car *système* veut dire *ensemble d'organes coordonnés pour remplir une fonction;* ce qui n'est pas la même chose qu'un *tissu qui entre dans la structure des organes*, toujours le même.

sueur ou de cette aridité ; il en est de même de la chaleur de cette membrane ; l'on détermine un frissou général, en mettant contre la peau du dos un corps froid,
dans les hémorrhagies nasales.

La peau montre même cette analogie d'affections dans
ses différentes parties; on a remarqué, par exemple, que
dans les groupes de verrues qui se manifestent sur les
mains, on les faisait disparaître en cautérisant les plus
grosses ; les érisypèles, de locaux, deviennent généraux ;
des affections aigues deviennent affections chroniques ;
dans la petite vérole, cinq à six boutons qui se développent sur un point, déterminent le développement d'une
éruption générale, et quelquefois on a remarqué la même
chose dans la vaccine.

D'un côté si ces élémens généraux sympathisent dans
leurs affections morbides ou normales ; de l'autre côté,
plusieurs agens extérieurs ou même intérieurs agissent
d'une manière uniforme sur nos parties, l'air par exemple a une influence générale qui mérite d'être étudiée.

Après avoir prouvé par les faits qu'une sympathie étroite
d'actions et de réactions unit tous nos organes, que nos
tissus simples éprouvent un ébranlement analogue et sym-
patique dans toutes les molécules qui les composent, sans
qu'une seule molécule échappe à la loi commune ; on
pourrait encore prouver que des causes générales peuvent
influencer l'appareil de ces organes, la somme intégrale
de toutes ces molécules élémentaires.

Le sang par sa composition toujours variée, et dans
chaque individu, et même dans le même individu par
le chyle que lui fournit une alimentation toujours variée aussi, le sang ne doit-il pas influencer d'une manière
toujours différente, quoique analogue, les tissus parenchymateux où les ramifications artérielles le charrient;
ce fluide si altérable, imbibant des substances spongieuses
si altérables aussi, doit sans doute y produire des chan-

gemens mille fois variés, mais cependant les mêmes ; si ces changements varient par la structure des organes, ils sont analogues par *l'unité* du fluide qui les détermine.

Le grand arbre nerveux qui envoie ses branches, ses rameaux, ses ramuscules à tous les points vivants et sensibles de notre machine animée, le grand arbre nerveux doit partout osciller d'une manière pour ainsi dire synchronique, puisque dans toute son étendue sa composition est la même à la même époque de l'année, et que le rameau vibre comme le tronc total.

Les alimens, l'âge influent énergiquement sur ces deux élémens ; mais l'air a peut-être une influence encore plus vive et plus durable ; il est humide où sec, chaud où froid, électrisé vitreusement ou résineusement, mû par une tension électrique, énergique où faible.

L'air nous touche, nous pénètre par tous les points ; il touche notre peau partout, il est absorbé par tous les pores dont elle est criblée comme par une espèce de respiration, il pénètre dans l'estomac avec les alimens imprégnés de salive, liqueur si avide d'air ; enfin il se combine avec le sang dans le poumon, mais cette combinaison ne se complète que dans les vaisseaux capillaires nourriciers ou excreteurs.

Nous savons déjà que l'air a sur notre substance une action vivifiante par l'oxigène qu'il contient ; on pourrait même croire que son azote est absorbé, puisqu'on voit les herbivores vivant de substances si peu pourvues d'azote, en accumuler une grande portion dans leurs masses musculaires, si volumineuses ; il a une action aussi générale par sa température, par son humidité, par son électricité dont on n'a guère étudié les effets qu'on ressent dans l'amosphère si électrique des temps orageux : on ignore encore plus les mélanges atmosphériques des Marais Pontins qui donnent des fièvres intermittentes si pernicieuses ; la chimie moderne avec ses moyens si ingénieux d'analyse n'a pu jusqu'à présent ni les recueillir, ni les fixer, ni en analyser la nature ; mais cependant cette cause si fugitive, si inconnue, ne se décèle que trop par ses terribles effets.

Une cause générale doit donc avoir des effets généraux; aussi ce que la théorie affirme est constaté par l'observation ; ne voyons-nous pas tous les jours des fièvres continues où l'observateur serait bien embarrassé d'assigner un organe comme siége spécial de la douleur; tous les points sensibles de notre organisation souffrent, et chaque partie de notre corps a sa part de l'irritation commune et s'en plaint à sa manière; chaque médecin systématique y voit son système, comme ce curé qui voyait son clocher dans la lune : tel médecin qui voit des céphalites partout, trouve une maladie du cerveau chez tel malade, où le médecin amateur de gastrites ne voit qu'une irritation de l'estomac; ces gens à vue bornée ne remarquent jamais qu'un symptôme isolé dans un ensemble de symptômes, qui constitue la maladie tout entière; et l'on sait combien l'esprit de système avec ses préventions peut nous induire en erreur nous autres pauvres hommes si bornés dans nos moyens physiques et intellectuels.

Le proverbe :

> Il est comme le père de Tournemine,
> Il croit tout ce qu'il imagine,

est l'histoire de plus de la moitié des savans : veut-on savoir par exemple pourquoi M. Broussais nie l'existence de la fièvre angiothénique, c'est, dit-il, que, dans une inflammation spéciale des vaisseaux capillaires sanguins, il devrait se former un petit abcès, un petit phlégmon dans tous les points où chaque ramification capillaire artérielle se convertit en ramification capillaire veineuse, c'est-à-dire aux points où se fait le travail définitif de la nutrition ou des excrétions et aussi des inflammations ; c'est-à-dire à tous les points du corps *.

D'abord M. Broussais n'a pas fait attention que la multiplicité des points enflammés empêche l'inflammation d'être aussi violente, il a oublié ensuite un des principes généraux de la pathologie, c'est que l'inflammation se termine souvent par résolution, et que c'est la terminaison la plus favorable : l'expérience de tous les jours nous montre que toute inflamation ne devient pas abcès, et que le phlégmon se guérit souvent autrement que par la destruction suppurative de la partie enflammée.

Si même sa théorie était admise, cette terminaison de la maladie serait très-rare, car il serait extraordinaire qu'une exaltation des propriétés vitales déterminât l'atrophie de la partie souffrante qu'elles animent, et que la mort fût la suite d'un excès de vie.

Mais cet effet, dont la non – existence est une preuve pour M. Broussais, cet effet n'a-t-il jamais été observé? eh bien ! si ma mémoire est fidèle, on le trouve écrit dans quelques ouvertures de corps consignés dans Stoll, et j'ai l'ai vu moi-même dans quelques cadavres, notamment dans celui de l'excellent P. Le B. du D. où il se manifesta quelques jours avant la mort.

Au reste cette doctrine qui localise les maladies pour parler le dialecte de ses sectateurs, cette doctrine a une grande analogie avec ce que l'on appelle la médecine du symptôme, puisqu'on recherche le symptôme principal, dans un ensemble de phénomènes morbides, et puisqu'on modifie le traitement, toujours le même cependant d'après les nuances que constate l'observation.

---

* Dans la petite-vérole, tous les points de la peau n'ont-ils pas un abcès? On trouve, dans Stoll, des ouvertures de corps qui montrent, dans tout le parenchyme musculaire, de petits abcès commençant; enfin, la maladie de M. P... Le B... a montré un phénomène semblable.

Cependant on peut relever une legére inconséquence dans les préceptes de M. Broussais, à quoi lui sert-il de localiser les maladies, et de spécifier l'organe souffrant? A-t-il un remède particulier pour chaque organe, lui qui méconnaît les remèdes spécifiques ; d'ailleurs monsieur Broussais les localise un peu trop, car il ne reconnaît presque de maladie que la gastrite, qui, par ses mille sympathies, détermine des irritations secondaires, il ne voit pas que la gastrite doit être assez rare au contraire, puisque, de toutes les membranes muqueuses, ayant leur manière de sentir individuelle, toutes en contact perpétuel avec les mêmes corps, la muqueuse stomachale est celle qui est douée de la sensibilité la moins spéciale, la moins irritable, comme destinée par la nature à se trouver en rapport avec les corps extérieurs les plus variés. *

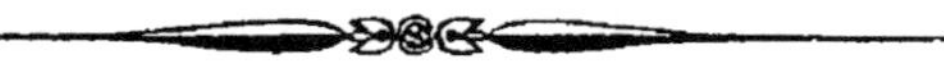

DE L'INFLAMMATION.

Pour expliquer l'inflammation, il faut étudier ses symptômes, comme il faut étudier les effets pour apprécier la cause ; il ne faut pas se leurrer d'un vain espoir ; nous ne pouvons remonter à la cause première mais nous pouvons saisir la cause immédiate, c'est-à-dire nous pouvons rapprocher par des analogies étroites, les phénomènes de la maladie et ceux de la santé. Examinons donc les phénomènes de l'inflammation et demandons à chacun de nos sens, comment ils en sont affectés ; faire autrement c'est agir comme les enfants d'Esope

---

* Il y a plus : c'est que l'observation nous prouve que l'organe de la digestion a besoin d'être stimulé par des alimens variés, pour qu'il exécute facilement ses fonctions : et l'instinct parle comme l'observation.

dans le récit fabuleux du moine Planudes; c'est vouloir bâtir un château dans l'air, sans appui solide pour en établir les fondemens; sans matériaux, pour en former la masse.

Nous trouvons d'abord, dans l'endroit enflammé, de la tuméfaction qui nous indique un afflux des liquides quels qu'ils soient, nous y remarquons de la rougeur qui décèle le sang comme formant une grande partie des liquides affluens, nous y voyons de la chaleur, une chaleur augmentée, résultat du travail augmenté des causes qui la produisent; enfin ce que le spectateur ne voit pas, mais ce que le malade exprime très-vivement, c'est une augmentation de la sensibilité, c'est une douleur exquise, variée suivant l'espèce d'inflammation, et la nature de l'organe enflammé.

Dans cette augmentation des propriétés vitales, on a prétendu voir une augmentation de vie, ce qui n'est pas, suivant nous, une conséquence bien juste; c'est comme si on disait qu'une pendule dont les mouvemens sont accélérés par l'absence du balancier régulateur va mieux qu'une pendule régularisée par l'invention d'Hughens: quoi de plus paradoxal, en effet, qu'une cause qui détruit la vie, qui désorganise en partie les solides de notre corps, puisse augmenter la vie qui anime notre corps, et donner l'impulsion à ces solides; on ne peut certainement nier que les phénomènes vitaux ne s'exercent avec plus d'énergie apparente dans l'inflammation; mais l'accélération et l'irrégularité de leurs mouvemens denonce fortement leur affaiblissement et la cause qui le détermine.

La tumeur indique un afflux de liquides, la rougeur accuse le sang comme ayant la plus grande part dans cet effet; mais comment cet effet se produit-il? le sang ne parcourt-il que les canaux qui lui sont destinés seulement en plus grand volume? C'est ce qu'il faut examiner.

Que quelque chose de semblable existe dans l'inflammation, c'est ce qu'on peut croire ; les vaisseaux capillaires affaiblis par une lésion extérieure, comme un corps dilacerant, contondant, ou comme un fluide deletère, tel qu'un air empoisonné, le pus d'un anthrax , par exemple ; ces même vaisseaux affaiblis par une cause intérieure, opposent une moindre contraction vitale, à l'afflux toujours également vigoureux du fluide sanguin , s'en laissent distendre d'abord, mais réagissent ensuite avec une énergie presque égale à l'action ; ce qui fait naître une série de phénomènes étrangers à l'état de santé. Mais n'y a-t-il rien de plus ? C'est ce qu'il faut examiner.

Le sang, envoyé par le cœur dans de gros vaisseaux élastiques, mais peu contractiles, si l'on en croit Bichat, arrive dans le système capillaire sanguin, doué d'une contractilité spéciale ; en vertu de cette contractilité, tel ou tel vaisseau, d'un petit calibre, admet ou rejette le sang qui tend à le pénétrer, et souvent n'en admet qu'une partie ; ainsi, dans une ophtalmie, la sclérotique se sillonne de vaisseaux inaperçus auparavant ; l'observation nous montre, dans ce cas, des vaisseaux communiquant avec les vaisseaux sanguins, mais ne recevant, dans l'état normal, que la partie incolore du sang : ces vaisseaux, si l'inflammation les animait d'un surcroit de vie, devraient être plus contractiles, et se refuser avec plus d'énergie à l'invasion de la partie colorée du sang, à laquelle ils ne sont pas accoutumés : or, c'est ce qui n'arrive pas.

Le petit rameau qui, partant de l'artère centrale de la rétine, traverse le corps vitré et va se ramifier en rayons divergens sur la partie postérieure de la membrane crystalloïde, ce rameau probablement n'est pénétré que par le sérum sanguin dans l'état normal ; autrement, il troublerait la vision, s'il donnait accès au fluide sanguin dans son intégralité.

Sous les mains savantes de Rhuisch, tous les organes se résolvaient en vaisseaux sanguins. Croit-on que le sang, dans son intégralité, pénétrât dans tous les canaux que ses injections rendaient si apparentes? Je ne le crois pas. Si ces preuves déterminent la conviction chez mes lecteurs, ils seront forcés de convenir qu'il existe un ordre de vaisseaux continus au système capillaire sanguin, et qui ne reçoivent pourtant que les élémens les plus tenus du sang, dans l'état normal.

Voilà une des causes de la coloration des parties enflammées; voilà une des causes de la chaleur qui les pénètre; mais il en est peut-être d'autres qu'il faut développer.

Alors que l'air pénètre dans la masse spongieuse que l'on appelle le poumon, et que cet organe en est imbibé, l'oxigène, qui constitue une des parties élémentaires du fluide atmosphérique, l'oxigène se combine avec le sang des capillaires du poumon, au travers de la membrane muqueuse très-mince qui les recouvre, et de l'autre membrane qui forme leur cylindre creux; peut-être même aussi reconnaîtra-t-on, plus tard, une absorption du gaz azote qui forme un autre élément de l'air que nous respirons; et cela expliquerait, jusqu'à un certain point, l'énorme masse musculaire des animaux herbivores, qui ne reçoivent point le gaz azote dans leurs alimens; mais ce n'est pas cela dont il s'agit.

On conçoit que, dans cette première combinaison de l'oxigène; que, dans l'espèce de *solidification*, pour ainsi dire, qu'il éprouve, il y ait production de chaleur; mais, si cette chaleur était uniquement produite dans le poumon, si elle se répandait dans le reste du corps par des irradiations rayonnantes, si elle devenait presque uniforme dans tous les points par cette espèce d'effluve continuelle qui se diviserait proportionnellement partout, il serait encore difficile d'expliquer les phénomènes de la caloricité animale; la chaleur née dans le poumon devrait être excessive; la chaleur renvoyée dans le reste du corps devrait être presque nulle. Il y a donc plus que ce qu'un œil peu attentif aperçoit de prime-abord.

Les vaisseaux capillaires charrient le sang aux parenchymes organisés qu'il nourrit, aussi bien qu'aux organes sécrétoires chargés de l'épurer; ce sang se concrète dans les tissus, et nécessairement, dans ce travail vital, il doit se dégager de la chaleur; mais ce sang, d'une couleur vive dans les artères, revient brun dans les veines, quand il a traversé le filtre capillaire où se font les combinaisons; il y a donc, dans cet instant, absorption plus intime de l'oxigène; il y a encore production nouvelle de chaleur, nouveau dégagement de calorique.

Maintenant, si l'orgasme inflammatoire détermine une circulation capillaire plus active, il doit y avoir calorification plus énergique; et voilà un des phénomènes de l'inflammation expliqué.

Cette inflammation est-elle la même dans tous les tissus qui composent notre corps? Ces tissus si variés, si altérables, arrosés par un fluide si altérable lui-même, sont-ils toujours altérés de la même manière; et le sang, si varié dans sa composition et dans ses élémens, ne peut-il pas pécher par des proportions exagérées en plus ou en moins? Dans l'action et la réaction mutuelle de ces éponges vivantes et du fluide qui leur donne la vie, ne doit-on pas rencontrer une extrême variété de combinaisons morbides?

Je sais bien que la chimie, qui ne trouve dans les végétaux que de l'oxigène, de l'hydrogène et du carbone, ne trouve aussi, dans les corps animés, que ces mêmes principes unis à de l'azote. Il est bien singulier qu'entre le poison végétal le plus subtil et l'aliment le plus sain que fournit cette classe de corps organisés, on trouve les mêmes principes, et qu'on ne remarque de différence que dans les proportions *.

Mais ces résultats chimiques prouvent l'imperfection de cette science, lorsqu'elle veut analyser les corps organisés ; et l'expérience journalière donne des contredits flagrans à ses résumés ambitieux.

Que voyons-nous, en effet ? Quel spectacle nous offrent les mille et une maladies qui affligent l'espèce humaine, et quelles réflexions doivent-elles nous inspirer ? Jusqu'ici, nous avons parlé la langue flatteuse et peut-être un peu bavarde de la théorie ; soumettons-nous maintenant à la voix tyrannique de l'observation, et recueillons les résultats qu'elle prodigue à ceux qui savent les saisir.

Nous ne pouvons appeler en témoignage, au secours de notre opinion, la plupart des maladies internes ; cependant il en est quelques-unes qui pourraient la prouver : les affections exanthématiques aiguës, par exemple, déposent en notre faveur ; mais les autres maladies nous sont dérobées par un voile trop épais pour que nos sens puissent explorer leurs symptômes avec une précision presque géométrique.

Ainsi, les affections exanthématiques aiguës ou chroniques, les affections qui décèlent le travail morbide intérieur par une physionomie extérieure fortement caractérisée, nous fourniront de puissans motifs de conviction.

Vous inoculez la petite-vérole ; cette petite plaie, si toutes les inflammations étaient identiques, n'aurait eu que les suites d'une plaie ordinaire. Pourquoi donc cet appareil de symptômes particuliers ? Pourquoi le délire, les convulsions, les vomissemens ? Pourquoi le développement régulier des boutons ? Pourquoi leur suppuration et leur dessication dans l'ordre de leur apparition ? Cette physio-

---

* Il y a quelques exceptions pour les crucifères, les champignons, etc, qui renferment de l'azote, et qu'on appelle *plantes animales*. Nous parlons de ce qui est général.

nomie caractérisée, ces symptômes spéciaux n'indiquent-ils pas une cause spéciale, une inflammation *sui generis?*

A la suite d'un commerce impur, l'affection syphilitique se manifeste par des symptômes d'abord primitifs, ensuite secondaires, présentant, chez tous les malades, une analogie merveilleuse. Pourquoi cette différence dans les effets extérieurs, si la cause est la même, si l'inflammation imprime à nos organes un mode d'affection identique?

La galle pourrait encore nous suggérer les mêmes observations, si elles ne devenaient pas oiseuses; mais

> Le secret d'ennuyer est celui de tout dire.

Je ne puis cependant me refuser une réflexion : il existe dans les économies animales une singulière propriété, révélée par beaucoup de phénomènes : c'est l'influence que les émanations d'un corps animé ont sur un autre corps animé, pour produire, dans les humeurs et les solides du second, de l'analogie avec le premier; autant que je puis m'y connaître, ce résultat se reproduit dans l'état sain comme dans l'état morbide. Des individus, réunis dans une grande intimité par l'amour ou l'amitié, revêtent un tempérament analogue, des habitudes analogues, aussi bien que des rapports multipliés de moralité et d'opinions.

Mais, me dira-t-on, le siphilis se guérit par les remèdes généraux de l'inflammation; l'analogie des remèdes démontre l'analogie du mal : donc, etc.

D'abord, ces guérisons ne sont pas prouvées pour moi : les prétendues guérisons alléguées pourraient être plutôt les rêves d'une prévention systématique que les conséquences de faits bien observés.

Ensuite, n'y a-t-il point une époque de la série des mouvemens inflammatoires où l'ulcère spécifique devient, par suite du travail vital, une plaie ordinaire qui se guérit par des moyens généraux ? La vaccine aurait des faits favorables à cette hypothèse : les boutons qu'elle détermine ne fournissent un liquide propagateur et contagieux que dans les premiers temps de leur développement ; plus tard, ils se remplissent d'un pus de bonne qualité, mais impuissant, mais stérile ; il semblerait que la nature travaille, dans tous les ulcères, à les réduire à la nature d'une plaie simple, pour assurer leur guérison.

Je suppose même que, dans toutes les phases de leur existence, les ulcères vénériens cédassent à des moyens de guérison communs à toutes les affections inflammatoires, cela ne prouverait pas tout ce qu'en voudraient déduire les sectateurs du système broussaisien ; car, enfin, il resterait à expliquer comment le mercure guérit spécialement ces ulcérations ; et cependant le mercure ne passera jamais pour un moyen anti-phlogistique ; il resterait à expliquer comment ce moyen guérit tous les accidens symptomatiques du siphilis, quelque forme qu'ils affectent.

Nous pourrions citer d'autres maladies qui paraissent avoir pour cause une inflammation spécifique, et qui ont pourtant leur siége dans la même partie : ainsi, le réseau muqueux de Malpighi paraît être affecté également dans l'érysipèle, nommé vulgairement coup-de-soleil, dans la rougeole, la scarlatine, le pemphigus ; et cependant toutes ces inflammations révèlent un *facies* particulier, ont une marche individuelle spécifique ; les dartres même attaquent le même tissu ; et cependant cette affection multiforme est chronique, quand les autres sont aiguës ; une différence dans les effets doit en faire admettre une dans la cause.

On pourrait classer les maladies de la peau anatomiquement, ce me semble : ainsi, on établirait des maladies de l'épiderme, des maladies du tissu de Malpighi, des maladies du derme, et enfin des maladies du tissu cellulaire sous-cutané ; mais ces affections revêtent une multitude de formes variées, suivant les causes qui les ont fait naître.

Les tempéramens même ou primitifs, ou modifiés par les différentes phases de la vie, par les passions et leurs excès, les tempéramens font varier cette inflammation que l'on dit être identique ; si nous n'apprécions pas bien ces variations, cela tient à l'imperfection de l'art, à l'ignorance du médecin, plutôt qu'à l'uniformité de la nature ; chaque maladie est, pour ainsi dire, individuelle ; mais notre intelligence bornée ne peut qu'en saisir les analogies, et encore avec peine.

Enfin, dans les affections nées d'une cause extérieure, on remarque des nuances, des natures d'inflammation variées. Une vipère vous mord : la plaie devrait être simple. Pourquoi donne-t-elle lieu à des accidens particuliers ? Oh ! mais, dira-t-on, il y a introduction de virus dans la plaie ; ce virus donne lieu à des phénomènes spéciaux..... Et c'est ce qu'on vous dit depuis un quart-d'heure ; il importe peu que cette affection spécifique soit le résultat d'une plaie simple, ou d'une plaie envenimée par un fluide délétère septique qui tue les animaux dont le reptile ne pourrait faire sa proie par la force, et qui imprime à cette proie un commencement de putréfaction nécessaire à la digestion facile de ce reptile qui s'en est emparé ; le fait principal, pour nous, c'est la *spécificité* d'inflammation, et la voilà prouvée.

Nous pourrions alléguer enfin les expériences de l'Ecole d'Alfort. Une plaie simple, infligée à un animal sain, mais pansée avec des chairs putrefiées, s'est enflammée d'une inflammation spécifique, et a fait périr promptement l'animal.

On nous dira peut-être que ces accidens sont une suite, un effet ou un des temps de l'inflammation. J'en conviendrai volontiers ; mais il résultera de là que l'inflammation n'est pas toujours identique ; car, si elle l'était, rien ne la ferait varier : elle serait toujours la même, et les remèdes deviendraient inutiles, ainsi que ceux qui les ordonnent.

A présent, l'inflammation se guérit-elle toujours par les mêmes remèdes ? C'est ce qu'il faut examiner. Je conviens que, si cette supposition était vraie, elle serait très-commode ; car elle dispenserait de toute instruction ; et je pense que beaucoup d'élèves se conduisent dans cette persuasion ; je ne dirai pas dans quelle école il faut les chercher.

Quand une inflammation locale existe, que l'on applique des sangsues au pourtour de la partie enflammée, pour la dégorger de sang, et ne pas l'irriter par les piqûres ; que l'on applique des émolliens légèrement narcotiques, pour diminuer la douleur, et surtout la chaleur ; on ne peut rien de mieux, suivant moi : c'est la médecine du symptôme.

Si, par suite des sympathies qui gouvernent le microcosme animal, l'irritation capillaire locale devient une irritation de tout le système, si le cœur et les gros vaisseaux en éprouvent les irradiations, si la fièvre existe, en un mot ; que l'on fasse une saignée par la lancette qui vide ces gros vaisseaux ; que l'on donne au malade altéré des adoucissans légèrement acides qui étanchent la soif et diminuent la chaleur, rien de mieux encore ; et la médecine du symptôme est encore le meilleur moyen, le moyen appliqué généralement par les médecins même qui ne s'en doutent pas, et qui repousseraient violemment l'épithète que leur traitement leur mériterait.

Enfin que, dans une irritation générale du système sanguin dans ses gros vaisseaux et ses vaisseaux capillaires, l'on applique les moyens généraux que nous venons d'indiquer, on ne peut encore qu'applaudir : car c'est la pratique des médecins de toutes les nations, de tous les siècles ; c'est la médecine du bon sens.

Mais n'a-t-on pas abusé de ces moyens ? Ne les a-t-on pas appliqués peu judicieusement ? C'est ce qu'il faut examiner. Les différentes phases de l'inflammation ne réclament-elles pas des moyens spéciaux, et des modifications dans les moyens généraux ? Une discussion approfondie pourra nous fournir la solution de cette difficulté.

Dans le début de cette réunion de phénomènes tous vitaux, la peau pâlit, et le malade, éprouvant tous les symptômes d'un froid violent, frissonne, tremble et grelotte dans son lit ; la distribution du sang est intervertie, car la quantité n'en est pas diminuée ; celui qui vivifiait les vaisseaux capillaires cutanés reflue dans les gros vaisseaux intérieurs ; et, s'il y a quelque organe plus faible, il est oppressé par une fluxion sanguine d'autant plus forte, que le réseau capillaire sanguin de cet organe est plus débilité.

A cette époque de l'inflammation, faut-il employer les effusions sanguines, comme le font tant de praticiens ? Quel mode de soustraction faut-il préférer, et à quel point de la périphérie cutanée faut-il demander du sang ?

D'abord, il me semble que les effusions sanguines sont contraires dans ce moment, en ce qu'elles peuvent augmenter le froid spasmodique de la surface du corps. En dépouillant le sang de sa partie la plus concrescible, on facilite son abord dans les vaisseaux où il ne devait point pénétrer, et où, par le fait de l'inflammation et de l'affaiblissement morbide de ces vaisseaux, il ira pénétrer pour les irriter et les détruire : vous diminuez la masse du sang ; mais vous ne changez pas sa distribution vicieuse ; vous pourriez même l'augmenter ; car, en seignant, en ouvrant une veine, vous établissez dans la marche si régulière du sang des courans irréguliers ; pendant la durée de l'écoulement, il se rétablit une espèce de régularité ; mais vous fermez la veine, et cette régularité se trouve encore troublée ; le malade souffre du coup et du contre-coup ; la fluxion sangüine, vicieusement établie, se trouve augmentée de toutes ces secousses, de toutes ces oscillations irrégulières dans la marche du sang, dans sa course circulaire.

Examinons, en effet, ce qui se passe dans les différens

temps de la phlébotomie : vous faites la ligature au bras ;
le sang s'amasse et séjourne dans les veines qui sillonnent
cet organe ; et, quoique cet effet soit minime, il est cependant à noter. Anciennement, on tirait parti des liga-
tures aux membres dans les hémorrhagies, dans les fièvres
intermittentes, peut-être dans l'apoplexie..............
Dernièrement, on a tenté d'en renouveler l'usage ; mais
l'auteur de ce projet n'a pas assez insisté sur son exécution : une méthode nouvelle doit être continuellement pré-
conisée pour être adoptée. Par suite de l'arrêt du sang
veineux, le sang artériel doit stagner dans les vaisseaux
capillaires, et secondairement dans les gros vaisseaux de
la partie que l'on va saigner.

Mais bientôt on ouvre la veine : un courant sanguin
s'établit vers l'ouverture ; la stagnation du sang dans le
système capillaire cesse, et est remplacée par une augmentation d'activité ; s'il y a une fluxion sanguine vers
un organe spécial, cette fluxion sanguine diminue pour le
moment, mais elle ne diminue que pour ce moment. Enfin,
on arrête le sang, et le courant de ce fluide, qui se faisait
vers l'ouverture de la veine, est brusquement interrompu ;
un contre-coup brusque, un contre-courant s'établit dans
la circulation, qui déjà s'était coordonnée avec le courant
établi ; et ce contre-coup se fait sentir dans tout le système circulatoire.

Ce qui prouve que tout se passe conséquemment avec ce
que nous venons de dire, ce sont les phénomènes de la
phlébotomie chez beaucoup d'individus qui y sont soumis.
Ne voyons-nous pas des individus tomber en défaillance
au commencement de la saignée, et d'autres s'évanouir à
la fin de cette opération ; ces effets ont certainement une
cause, et je ne vois pas quelle autre cause on pourrait
signaler.

Quant à l'affection locale, elle a été diminuée dans le
moment de la saignée ; mais l'action momentanée de la

saignée ne peut contrebalancer complètement l'action permanente du *stimulus* fixé sur l'organe malade ; l'action est suivie de réaction ; et cette réaction peut être d'autant plus vive que le sang, plus séreux par suite même de la phlébotomie, peut pénétrer plus facilement dans les vaisseaux affaiblis de la partie souffrante : aussi, combien souvent voyons-nous la saignée tromper notre attente ?

La diminution du sang n'est pas même durable ; car, indépendamment du produit de la digestion qui afflue continuellement dans le sang, n'y a-t-il pas une portion de ce fluide dans un état de demi–combinaison avec le parenchyme musculaire, qui, par suite de la vacuité des gros vaisseaux, accourt pour suppléer à ce vide d'un moment.

Je ne nierai pas cependant que la saignée soit utile dans beaucoup de cas. Si l'irritation locale devient une irritation générale, si le cœur accélère ses battemens, n'est-il pas utile de diminuer le fardeau qu'il a à remuer ; et quel autre moyen va plus directement à ce but que la phlébotomie ? Mais, puisque ce moyen est un peu précaire, il ne faut pas d'abord y avoir une confiance exclusive, et surtout il ne faut pas en abuser.

Il faut considérer que le sang est le fluide vivifiant de tout notre organisme ; qu'il met en jeu tous les rouages de notre machine ; que, la solution d'une maladie exigeant les mouvemens harmoniques de tous ces rouages, le jeu sympathique de tous nos organes, il faut laisser au malade assez de sang pour activer, vivifier tous ces ressorts. Quoi qu'en dise Broussais, je ne crois pas que le sang soit un fluide inutile ; et, parmi ses sectateurs, j'en ai vu plus d'un se conduire comme s'il le croyait, verser continuellement du sang, quoique chaque effusion fût suivie continuellement d'une augmentation de la maladie, et n'être arrêté que par la mort du malade ; on pourrait citer plus d'un exemple, et plus d'un exemple célèbre.

Nous avons, en effet, plus d'un organe qui, pour exé

cuter ses fonctions, a besoin d'une espèce de pléthore sanguine, et dans lequel les modifications du système vasculaire sont combinées pour établir cet état de pléthore.

Je n'en citerai qu'une : c'est le cerveau. Examinons sa structure. Les artères du cerveau ne sont-elles pas situées à sa base ? Dans les autres organes, les artères et les veines marchent parallèles et voisines ; cela n'existe point pour le cerveau. Les veines sont placées à sa convexité ; elles marchent d'arrière en avant. Mais, au terme de leur course, elles vont s'aboucher dans les *sinus,* canaux inextensibles où le sang marche d'avant en arrière. Le cours du sang est ralenti, et probablement l'exercice du cerveau le veut ainsi ; bien plus, quand nous nous livrons à la méditation, notre tête ne se penche-t-elle pas en avant, comme si, en ralentissant le cours du sang, nous activions le travail intellectuel. Tous les médecins n'ont vu la cause de l'apoplexie que dans le trop plein de sang. Quelques affections cérébrales n'ont-elles pas pour cause le trop peu de sang dans les vaisseaux encéphaliques ? Les lipothymies, les convulsions, l'engourdissement paralytique d'un membre, ne sont-ils pas souvent l'effet d'une hémorragie trop abondante ? J'ai cru voir cela dans la maladie d'un gros garçon replet, nommé C. L. S., et surtout dans la longue maladie du fameux Casimir Périer.

Dans quel cas faut-il donc employer la saignée ? Quand la réaction fébrile est établie, quand tout indique une grande pléthore sanguine et une vive excitation du cœur ; mais il faut savoir s'arrêter : il ne faut pas saigner tant que cette excitation continue, parce que les effets continuent encore long-temps après que la cause est éliminée ; parce que, dans cette dernière supposition, nous pourrions tirer trop de sang ; parce qu'enfin le sang est l'excitateur de tous les organes, et que la solution d'une maladie est encore un acte vital résultant du jeu de tous les organes.

Quand on a réduit au degré nécessaire la réaction fébrile,

quand le cœur, excité sympathiquement par l'organe souffrant, n'a à mouvoir qu'une masse sanguine proportionnée à ses forces contractiles, on peut encore diminuer la pléthore locale au moyen de l'application de sangsues; mais il faut étudier leur manière d'agir avant de les appliquer; et les médecins, même les broussaitistes, qui les prodiguent, ne connaissent pas bien cette manière d'agir.

Quand vous mettez des sangsues, les piqûres enflamment la peau, et si elle est déjà enflammée, augmentent l'inflammation; voilà déjà un premier effet : elles blessent, chacune de ces sangsues blesse un petit vaisseau du système capillaire sanguin; elles en tirent, extraient un sang qui n'est ni tout-à-fait artériel, ni tout-à-fait veineux; elles déterminent un afflux sanguin vers les petites plaies; la succion qu'elles exercent a bien sa part dans l'effet commun qu'elles produisent; enfin, par une loi générale de l'économie, l'excitation locale du système capillaire sanguin devient bientôt générale; et comme, après la chute des sangsues, la surface piquée cesse bientôt d'être irritée; l'orgasme général de ce système peut encore augmenter la congestion, l'afflux hématique vers le point primitivement malade.

Plusieurs des effets que nous attribuons à la piqure des sangsues ne seront pas niés par beaucoup de praticiens; plusieurs sont si évidens qu'ils n'ont pas besoin de preuves. Il ne faut que des yeux pour voir la nature du sang, pour voir les piqures. Quelques médecins même ont soin de ne faire appliquer ces annélides qu'au pourtour d'une tumeur inflammatoire superficielle, au lieu de les appliquer sur le centre, ce qui augmenterait le stimulus.

Le seul effet que l'on pourrait nier, c'est l'orgasme général succédant à l'orgasme local du système capillaire blessé. La physiologie nous offre plusieurs phénomènes analogues, j'aurais même du dire beaucoup, car, dans toutes les inflammations, accompagnées de fièvre, la fièvre est une excitation générale secondaire : mais la pratique médicale nous en offre des preuves fréquentes ; combien de fois n'ai-je pas vu une hémorrhagie artificielle provoquée pour empêcher une hémorrhagie spontanée ménaçante, en accélérer l'explosion : j'ai même un fait de cette nature très-extraordinaire ; un homme avait eu pendant trois mois la fièvre quarte ; comme il conservait encore un engorgement de la rate, comme il était encore valétudinaire, il se fit appliquer des sangsues à l'anus pour dégorger un peu les organes de l'abdomen ; on n'aurait jamais prévu l'effet de ce remède ; il détermina des hémorrhagies nasales répétées que l'on arrêtait difficilement ; cet exemple ne devrait-il pas nous prouver l'incertitude de nos théories médicales et nous rendre moins affirmatifs.

D'après ces observations sur les effets des sangsues, on a établi des règles générales sur l'opportunité de leur application. On a dit que c'était après une saignée à la lancette qu'il fallait les appliquer ; que ce moyen convenait mieux dans les inflammations membraneuses que dans les inflammations parenchymateuses, on aurait pu encore ajouter que, d'après la doctrine des fluxions si bien établie par Barthez, on les appliquait loin du siége du mal dans ces commencemens ; et près du siége du mal, quand il a duré un certain temps ; dans le premier cas la fluxion sanguine étant nouvelle est facile à déplacer ; dans le second cas, si on ne peut la déplacer, on peut l'adoucir en desemplissant par ce moyen thérapeutique, le lacis capillaire depuis long-temps engoué. Eh bien ! on pourrait prouver par beaucoup d'observations que les partisans de M. Broussais qui ont concouru à établir ces règles, les ont souvent violées.

A présent nous pourrions parler des boissons ; les tisannes douces doivent être administrées quand la soif et la sécheresse de la langue les provoquent ; les boissons avec les acides végétaux, quand il y a de l'amertume ; et tout cela n'est-il pas la médecine du symptôme pour un observateur exact; tel médecin des plus huppés fait, sans y penser le moins du monde, la médecine symptòmatique. Il croit pourtant faire la médecine des organes ou la médecine des causes. Je lui demanderai comment connaît-il les maladies? Par leurs signes extérieurs, je pense. Comment traite-t-il les inflammations locales? A-t-il un remède pour chaque organe souffrant? Reconnaît-il enfin des spécifiques? Connait-il, en d'autres termes, des remèdes modificateurs (*) de tous les organes? Je ne le crois pas; il en est donc réduit à faire la médecine du symptôme; car c'est par les symptòmes que l'on peut modifier.

Il est très-vrai qu'on ne peut pas les modifier tous; un médecin qui l'entreprendrait ressemblerait à une garde-malade qui mettrait un emplâtre sur chaque bouton de petit vérole. On la bien senti; puisque dans ce cas on a conseillé de traiter la fièvre et non l'éruption.

Que faut-il donc faire? Saisir le symptôme principal, le modifier, et ne donner aux autres symptòmes qu'une attention secondaire : cela est à la vérité souvent difficile; il faut du jugement; mais la médecine est plus difficile que ne le croit le vulgaire; car, dans cet art qui exige à la fois tant de tact, tant de prudence et tant de savoir, c'est le plus ignorant qui se croit le plus savant.

Toutes les régles d'Hippocrate se réduisent aux régles du sens commun, et ce sens commun n'est pas si commun qu'on le croit communément; elles se résument en un axiòme bien simple, mais dont il faut savoir développer les conséquences. Plusieurs fonctions composent ce que l'on appelle la vie dans l'économie animale; plus ces fonctions s'écartent de ce qu'on appelle l'état normal, plus la maladie est grave; l'art médical consiste à rappeller par les moyens

---

* Je parle le langage des *thérapeutistes* modernes; mais c'est, pour moi, une chose à examiner.

qu'il indique ces fonctions à leur état régulier; il ne peut pas tout, mais il peut quelque chose.

Or, que sont ces dérangemens de fonctions, si ce ne sont les symptômes des maladies? Pour trouver les moyens qui peuvent les modifier, nous n'avons que deux moyens; l'expérience et le sentiment intime des maladies. Il faut dévellopper cela; la dernière partie de ma division pourrait paraître un paradoxe aux yeux de certaines gens prévenus.

Parlons d'abord de l'expérience; la médecine empyrique n'est pas celle des charlatans; cette épithète leur a été donnée par abusion. Certains médecins, par une espèce de pétition de principes, établissant un système, y rapportent tous les faits, et défigurent les observations en les allongeant, en les mutilant, en les déformant comme sur le lit de Procuste. D'autres médecins ont procédé d'une manière plus judicieuse; ils ont examiné les faits, disséqué toutes les circonstances, étudié tous les symptômes, épié scrupuleusement l'effet des remèdes : tel moyen thérapeutique a guéri telle maladie; dans une maladie analogue, ils appliqueront le même médicament, les mêmes combinaisons de moyens curatifs; ils ne doivent rien à l'imagination, mais dociles aux leçons de l'expérience, ils se sont conduits d'après ses indications, persuadés qu'ils sont qu'elle ne peut les induire en erreur; et, qu'on ne s'y trompe pas! cette marche est bien plus difficile à suivre qu'on ne croirait au premier abord.

Premièrement, examiner les symptômes, en apprécier la valeur est déjà quelque chose; ensuite, examiner l'effet des remèdes, ne pas leur attribuer ce qui est dû aux différentes phases de la maladie, constater leurseffets, en les réduisant à ce qu'ils sont précisément, suppose un esprit droit et une intelligence, que les passions, ou les opinions ne peuvent égarer. Enfin, rapprocher les affections morbides d'après leurs analogies, mais en tenant compte de leurs différences; tout cela demande une sagacité qui n'est pas dans toutes les têtes; quoiqu'en puissent penser beaucoup d'amours-propres infatués de leurs talens.

Venons au sentiment intime qu'on pourrait tout aussi bien appeler l'instinct.

Tous les êtres organisés ont dû recevoir des moyens suffisans non seulement d'existence, mais encore de conservation; dans toutes les combinaisons d'organes qui ont pu se former, celles qui n'avaient pas cette harmonie et ce *consensus* d'organes qui entretient leur jeu et la continuation de ce jeu, celles qui n'avaient pas reçu les moyens dont nous venons de parler, ont dû disparaître de la péripherie du globe.

Comme tous les animaux, comme les plantes, l'homme a dû recevoir cette harmonie de structure et d'action d'organes qui est nécessaire à son existence et à sa conservation; sans cela plus malheureux que tous les autres corps organisés; sa frêle machine attaquée par tous les corps extérieurs, aurait été brisée par le premier choc; les leçons de l'expérience auraient arrivé trop tard; il serait mort dans son berceau.

Mais, comme tous les animaux, il a dans son intérieur un conseiller qui ne trompe jamais, ou au moins qui trompe rarement; c'est l'instinct et ses inspirations; tout aveugles qu'elles sont, elles le dirigent sûrement; elles sont d'autant plus claires, d'autant plus pressantes que l'individu étant plus jeune peut d'autant moins se diriger par les souvenirs de son expérience; il n'a pas étudié les corps extérieurs et leur action sur lui; il pourrait donc à chaque moment se heurter contre eux; mais docile aux avis de l'instinct, il recherche les uns, il fait les autres d'après le résultat de ses sensations; et ces mouvemens instinctifs valent mieux pour lui que le raisonnement le plus savant.

Dans quel dialecte l'instinct donne-t-il ses avis. Le plaisir et la douleur sont les premiers et peut-être les seuls mots de son dictionnaire; ce qui nous nuit, nous est douloureux; ce qui nous est utile, nous fait plaisir; nous pouvons abuser de tout cela; l'habitude peut modifier nos sensations, peut même en émousser, en éteindre la vivacité; mais la règle n'en existe pas moins quoique enfreinte fréquemment dans notre civilisation.

Oui, sans doute, nos sensations primitives sont accompagnées de plaisir et de douleur; pour l'enfant qui vient de naître tout est peine ou jouissance; il trouve dans ce double sentiment le germe de ses connaissances, le grand ressort qui met en jeu tous ses organes, le grand mobile de son éducation.

La douleur même, cette compagne inséparable du mal, a une existence nécessaire dans notre monde sublunaire.

Dès que nous ne sommes pas parfaits, dès que nous sommes vulnérables, la douleur doit nous avertir des plaies qui nous menacent ou qui nous sont infligées; notre conservation le demande impérieusement; aussi nous avons beau nous armer de toutes pièces, la douleur nous blesse au défaut de la cuirasse; Achille fut blessé au talon.

L'ensemble des résultats de cette nature s'appelle l'instinct; et quoique notre mémoire ne nous rappelle rien de notre première éducation, elle n'en existe pas moins cette éducation, et les connaissances qu'elle nous a données sont moins trompeuses que toutes les autres; résultant immédiatement de l'influence des corps extérieurs sur nos organes des sens, elles ne sont point adultérées par la prévention ou par des longs raisonnemens laborieusement combinés.

Dans le traitement des maladies, comme dans l'état de santé, elles nous induiraient rarement en erreur, si nous savions bien recevoir et saisir leurs avis; il faut donc bien étudier les dégoûts et les appétences des malades, pour leur administrer les moyens curatifs; mais cela suppose encore bien de la sagacité pour séparer le besoin du caprice, les suggestions d'un raisonnement fallacieux, de l'impulsion de la nature.

Ainsi donc, pour faire une application de ces réflexions à la pratique, nous avons ordonné une boisson adoucissante à un malade, il la trouve bonne, il en boit suffisamment. Après quelques jours elle commence à lui inspirer du dégoût; il faut la changer. C'est un besoin de notre organisation de changer d'alimens : l'estomac se blâse sur le même mets continuellement répété; le dégoût nous en avertit; écoutons ses avis et changeons les alimens; tous les peuples de la terre varient les mets autant que leurs moyens le leur permettent; ce qui est si général dans l'espèce humaine ne peut être erronné. Ce qui existe dans l'état de santé existe aussi dans l'état de maladie; un malade a besoin de changer de tisanne, comme un homme sain de changer de mets.

Faisons encore l'application de ces réflexions; un malade a une maladie éruptive; il a trop chaud; il a la peau brûlante; il met machinalement le bras hors du lit; une garde-malade ignorante le recouvre soigneusement. Elle a tort, et le malade a raison : quand la peau est plus chaude que dans l'état de santé, il faut la refraichir. C'est là le cas d'appliquer ce que nous avons dit de l'instinct qui nous dirige bien, et du rétablissement dans l'état normal des fonctions qui s'en écartent.

Apportons encore un fait confirmatif de notre doctrine; car la doctrine doit être une formule abrégée des faits; à peu près comme une formule algébrique n'est que l'exposé analytique d'une myriade de problèmes variés.

Un malade éprouve des douleurs vives dans l'organe affecté; ces douleurs sont utiles, puisqu'elles avertissent et qu'elles indiquent le danger; quelques momens avant la mort elles cessent, parce qu'elles deviennent inutiles; le malade est sans ressources, et les remèdes seraient impuissans et inutiles.

J'ai vu arriver dans cette circonstance quelque chose qui semble mettre l'instinct en défaut ; j'ai vu un malade une demi-heure avant sa mort demander à manger. Il avait le sentiment de la faiblesse, mais il se méprenait sur la cause et sur le moyen de la faire cesser.

Nous avons parlé des boissons mucilagineuses, des boissons legérement acides, comme calmant la soif, la sécheresse de la langue, la réaction fébrile, doivent elles être tirées du règne animal, ou du règne végétal ? C'est ce qu'il faut discuter : cette discussion apprendra peut-être aux jeunes médecins à douter, et à ne pas affirmer d'un ton tranchant, *et jurare in verbo magistri.*

Pour cela, il faudrait peut-être commencer par discuter si l'homme est organisé pour manger des herbes, de la graine, des fruits ou de la viande. Si tel aliment lui convient dans l'état de santé, l'on peut croire qu'il lui convient encore dans l'état de maladie, en diminuant cependant la quantité, en modifiant la qualité de cet aliment.

On ne peut supposer que l'homme puisse manger des herbes ; son estomac membraneux peu développé, la forme de ses machoires et de ses dents, sa station verticale, tout repousse une si avilissante supposition. L'homme n'a ni les dents du bœuf, ni son estomac à quatre compartimens ; il n'a pas l'énorme cœcum du cheval.

Les graines ne peuvent pas plus servir à sa nourriture ; pour qu'il les digère, il faut les lui donner pulverisées, triturées, converties en pâte, à demi-décomposées par la fermentation : ses dents molaires ne pourraient les broyer.

L'homme n'est pas créé carnivore ; il n'a ni les mâchoires puissantes, ni les ongles tranchans, ni les énormes puissances musculaires des animaux destinés par la nature à vivre de la chair vivante des animaux, comme les chats, ou de la chair à demi-pourrie de leurs cadavres, comme les chiens.

L'homme, avec sa station verticale, avec ses pieds en

piédestal, et ses mains prenantes, a été destiné par la nature à manger les fruits des arbrisseaux qui ne s'élèvent
pas au-dessus de sa taille, et par conséquent au-dessus de
sa portée; le singe, animal duquel il est rapproché par
plus d'analogies, est un animal frugivore; la différence
qu'on y trouverait c'est que le singe animal grimpeur par
structure, a son repas préparé au sommet des plus grands
arbres; pendant que les végétaux accessibles aux mains de
l'homme, par leur dimension, lui offrent sa nourriture au
bout de leurs rameaux.

Aussi le raisonnement comme les traditions historiques
concourrent à lui assigner pour berceau primitif le centre
de l'Asie, local où une température égale permettait qu'on
pût vivre sans cabane et sans vêtemens, et où des fruits
abondans, venus sans culture, fournissaient une nourriture
saine, facile à digérer, venue spontanément, à son inexpérience.

Je sais bien cependant que l'homme, cette créature mal-
léable, souple, modifiable à l'infini, peut manger de tout,
est un animal omnivore; mais, ici nous recherchons les
alimens qui paraissent lui être spécialement destinés : de-
mandez-le aux enfans que notre civilisation n'a point
dépravés dans leur instinct, et qui préfèrent des fruits à
tous les autres alimens.

Je conçois cependant que, par une exception bizarre,
l'homme avec ses organes digestifs si faibles, assimile
plus facilement les substances animales plus rapprochées
du parenchyme de ses organes par leur composition, et,
par conséquent, plus faciles à subjuguer par son faible
appareil d'assimilation.

On peut faire l'application de ces réflexions au choix des
boissons que l'on doit donner aux malades; j'ai vu des médecins craindre le bouillon de veau dans les maladies
aigues; ils auraient dû réfléchir, que, facile à digérer,
peu stimulant, il demande moins de travail à l'estomac

pour être assimilé à notre substance. Mais ces médecins, esclaves de leurs maîtres, adoptent leurs aphorismes sans examen, et ne se laissent guider par aucun principe qui leur soit propre. Ils agissent de caprice, parce qu'ils ne sont guidés par aucune règle générale. N'ai-je pas vu un médecin ordonner à la fois les boissons adoucissantes et le café dans le choléra qu'il supposait être une inflammation suraigue de l'estomac prouvée par la couleur *hortensia* de cet organe.

Tout cela va fort bien dans ces premières phases des maladies; le traitement est judicieusement appliqué; le mal diminue, mais il ne cesse pas tout-à-fait : dans son déclin cédera-t-il aux moyens qui en ont tempéré l'énergie? Oui, selon M. Broussais et ses partisans; non suivant le judicieux observateur de la nature qui la voit comme elle est, et non au travers d'un système exclusif et intolérant : discutons ce point.

Pour bien connaître la marche des affections muqueuses et l'influence des moyens médicaux sur leur guérison, il faut l'examiner sur des membranes muqueuses accessibles à l'exploration de nos organes, à nos yeux et à nos doigts. Prenons pour type la conjonctive, l'inflammation de la muqueuse déliée qui recouvre l'œil.

Dans le commencement de cette inflammation, vous employez le système combiné des moyens anti-phlogistiques que la science a mis dans vos mains; et vous avez raison. Mais, quand cette inflammation, à demi éteinte, n'est pas tout-à-fait refroidie, quand elle devient chronique, employez-vous encore le même appareil de moyens thérapeutiques. N'arrive-t-il pas une phase de la maladie où vous êtes obligé d'employer de legers toniques, de legers répercussifs? Les bonnes femmes et les médicastres routiniers emploient leurs collyres stimulans dès le commencement, et augmentent par là l'irritation morbide; les médecins broussaistes maintiennent

avec obstination l'emploi des moyens rélâchans, et pro-
longent ainsi le mal ; lesquels de ces deux classes d'individus sont les plus blamables ?

Je conviens qu'il est difficile d'assigner le moment
précis, où il faut faire succéder les astringens aux relâchans ; il faut pour cela du tact, et en outre des essais judicieux ; l'art peut difficilement donner tout cela,
quand la nature nous le réfuse, et l'érudition n'y fait
rien quelque étendue qu'elle soit.

Quoiqu'il en soit ce moment arrive, et quelque difficile
qu'il soit de l'assigner, cela prouve que la méthode brous-
saisienne qui convient à l'invasion du mal, ne suffit pas
à tous ses périodes, et que l'inflammation n'est pas identique dans toutes ses phases, puisqu'elle reçoit une
heureuse influence de remèdes totalement opposés.

N'y a-t-il pas des inflammations muqueuses qui même
résistent de prime abord au traitement anti-phlogistique, la membrane buccale gonflée par une inflammation catarrhale, tâchetée et creusée par des aphthes
multipliés exige pour sa guérison des astringens vigoureux ou même des caustiques. La blennorhagie attaquée
de prime abord par des astringens cède brusquement, et
ne dure pas les quarante jours que les préjugés populaires lui assignent communément.

Comment les remèdes pour les maladies muqueuses ne
varieraient-ils pas, quand les membranes de cette nature jouissant d'une sensibilité variée suivant les appareils d'organes qu'elles tapissent, doivent être nécessairement influencées différemment par les mêmes remèdes,
influencées d'une manière analogue, par des remèdes
différens.

Dans les gastrites même les moyens varient, et les
moyens thérapeutiques de la fin ne doivent point être
les mêmes que ceux du commencement.

Je conçois que, dans le commencement de la maladie,

les mucilages végétaux, les gélatines animales très-délayées et peut-être plus digestibles que ces premières substances conviennent beaucoup, mais, même dans ce temps, il faut varier les boissons, la nature nous en a fait un besoin; l'estomac se blase bien vite par le contact du même liquide, et ce liquide est alors nauscabond pour le malade que l'on condamne à le boire exclusivement.

L'homme sain à besoin de varier ses alimens, et (*) par instinct l'homme de tous les pays les varie autant que ses moyens, autant que les prodigalités plus ou moins généreuses de la nature le lui permettent. Pourquoi donc voudrait-on que le malade n'éprouvât pas comme l'homme sain ce besoin d'instinct quoique modifié par le mal?

Mais, quand la gastrite se prolonge indéfiniment, faut-il toujours mettre le malade à la diette, et le remplir comme un outre sans vie de liquides insipides et relâchans? Quelle sera la fin de ce jeûne éternel? L'estomac ne souffre-t-il pas autant d'une privation absolue, que d'une réplétion excessive? Dans la vigueur de la santé la faim excessive et non satisfaite ne cause-t-elle pas des douleurs d'estomac? Pourquoi le malade affaibli n'en souffrirait-il pas? Il faut donc lui donner quelques alimens, il faut même ne pas être arrêté par une legère douleur qui peut suivre la digestion, les premiers alimens déterminent par leur premier contact une legère sensation pénible sur l'organe de la digestion, dans lequel une longue diète a accumulé la sensibilité, à peu près comme le plus leger rayon de lumière blesse l'œil long-temps couvert dans une longue ophthalmie; à peu près comme la marche est pénible à un homme long-

* De là vient la dispute sur la gélatine; de là vient que les animaux nourris exclusivement d'une même substance, finissent par mourir. Au reste, on ne devait pas choisir des chiens, animaux éminemment carnivores, pour essayer des substances végétales.

temps retenu au lit par une jambe cassée, à peu près comme les mouvemens du bras sont douloureux pour celui qui l'a long-temps eu en écharpe.

On voit donc que le traitement doit varier dans la même maladie, mais on verra, pour peu que l'on ait étudié la médecine, ces moyens thérapeutiques varier bien davantage dans les différentes maladies qui attaquent le corps humain. On verra des remèdes spéciaux guérir des maladies spéciales ; et la maladie syphilitique même, qui, suivant les enthousiastes broussaitistes, cède aux moyens généraux des inflammations, cède aussi au mercure que l'on n'a pas régardé comme un remède général des inflammations ; il resterait toujours dans l'hypothèse exagérée de ces messieurs, à nous expliquer comment une maladie qui a ses symptômes particuliers, dont la contagion se transmet par des circonstances particulières, cède aussi à des moyens particuliers.

La différence dans les moyens de guérison, doit nécessairement en faire admettre dans la nature du mal ; on doit donc en conclure que toutes les inflammations ne sont pas identiques, comme le veut M. Broussais.

A présent est-il bien sûr, comme le veut M. Broussais, que l'estomac soit la cause première de toutes les maladies, et que sa cavité soit la boite de pandore ? C'est ce qu'il importe de discuter.

D'abord cette assertion est très-peu probable ; car l'estomac tapissé, comme tous les autres organes intérieurs du corps humain exposés au contact de corps étrangers par une membrane muqueuse, doit au moins avoir une membrane muqueuse peu sensible ; puisque seule parmi toutes les autres, elle est en contact avec toutes les matières alimentaires si variées, dont se nourrissent les animaux et surtout les hommes ; puisqu'elle est continuellement stimulée par tous les condimens que les hommes ont employés par besoin, habitude ou caprice ;

cette membrane, si souvent irritée, doit être par conséquent peu irritable, doit être surtout peu irritable d'une manière morbide.

Si l'organe de la digestion jouissait d'une sensibilité aussi développée, tous les hommes devraient avoir des gastrites; car quel est l'homme qui n'abuse pas peu ou beaucoup? Tous les peuples disséminés sur la surface de la terre ont du goût pour les assaisonnemens sapides, pour les liqueurs fermentées; il faut supposer un goût instinctif dans cette habitude, entraînant tout ce qui porte figure humaine; comment concevoir qu'un goût si universel induise les hommes en erreur? Comment concevoir qu'une diminution rapide de la population ne décèle pas depuis tant d'années et dans tant de pays l'influence nuisible de cette pernicieuse coutume? Comment concevoir que l'estomac reçoive sans souffrance des épices, qui appliquées sur la peau détermineraient la vésication; ce premier organe ne jouit donc pas d'une sensibilité exquise que le plus leger corps irritant puisse convertir en une maladie.

Après cela, supposer que l'estomac soit la cause de toutes les maladies; c'est dire qu'une contusion, qu'une plaie, qu'une fracture ne puisse nous rendre malade; c'est supposer que dans une masse vivante assez volumineuse, dans notre corps, dont toutes les molécules sont animées, dont tous les points sont vulnérables, dont tous les fluides sont altérables, la maladie ne puisse influencer qu'un organe, et l'organe le moins influençable, si l'on peut parler ainsi.

M. Broussais a été entraîné comme tous ceux qui créent des systèmes et qui ont été séduits par l'esprit de système; il a exagéré les conséquences du sien. Il voit partout la maladie qu'il a spécialement étudiée.

Par le *consensus* qui unit ensemble toutes les parties de notre machine, un des rouages qui la composent ne peut s'arrêter ou devenir irrégulier dans son mouvement, sans que les autres rouages s'arrêtent ou deviennent irréguliers à leur tour. Quand un viscère est souffrant, les autres viscères ont leur part de la douleur; il est souvent difficile de constater le point de départ. Eh bien! dans cette souffrance générale, dans cette confusion de voix toutes exprimant la souffrance; on assignera différens foyers de douleurs; tel médecin mettra le doigt sur la tête, tel autre sur les organes thoraciques, le troisième indiquera les organes abdominaux; chacun aura ses motifs; il faudra les discuter. Qui sera le juge? Celui qui n'a ni système ni prévention; mais où trouver cet homme impartial?

Est rara avis in terris.

Si à présent nous discutions les prétentions de M. Broussais, peut-être n'aurait-il pas beau jeu; sa médecine est physiologique, nous dit-il; je le crois, mais toutes les médecines ont employé des données physiologiques. M. Broussais a-t-il une grande prééminence sur ce point, lui qui n'a pu faire vivre son embryon physiologique avec toute l'intrépide bonne volonté de ses enthousiastes sectateurs; lui qui avait tellement oublié son anatomie que, dans cette même physiologie, il avait placé la choroïde à l'intérieur de la rétine; les cartons qu'il a employés après coup, constatent cette faute honteuse; lui qui, réduisant tous les phénomènes vitaux à un seul, admet contre le témoignage de tous ses sens, et sans aucun motif raisonné, des contractions dans les nerfs, où jamais aucun œil d'anatomistes n'en a surpris.

Que dirons-nous de cette supposition peu délicate que ses confrères prennent les maladies pour autant d'êtres spéciaux; absurdité que n'a jamais rêvée aucune tête médicale? Que dirons-nous même de l'expression qu'il emploie, quand il fait dire à ce mot *ontologie* ce qu'il n'a jamais signifié? L'*ontologie* dans son étymologie signifie *discours des êtres;* pour les anciens métaphysiciens, il signifie étude des êtres simples, tels que l'espace, le temps, l'être, la substance, l'attribut, etc. M. Broussais a donc en même temps fait preuve d'ignorance et de mauvaise foi. Je lui conseille, moi, d'appeller M. Roche à son aide pour se justifier. Cet ami zélé pourra lui aider à prouver qu'il n'a perdu dans le *choléra* qu'un cinquième de ses malades, au commencement, et un quarantième, à la fin; n'a-t-il pas bien prouvé que M. Broussais, pendant cinq années consécutives de sa pratique au Val-de-Grâce, n'a pas perdu plus de malades, proportionnellement à leur nombre, que chacun de ses trois autres confrères?

DE L'ÉLECTRICITÉ

APPLIQUÉE A LA MÉDECINE.

On a essayé à plusieurs reprises d'appliquer l'électricité à l'art de guérir, mais le jugement ne conduisait point les tentatives de l'expérimentateur, et leur peu de succès les faisait abandonner.

L'électricité, l'ancienne électricité, se modifiait de trois manières, on pouvait donner des secousses à l'aide de la bouteille de Leyde, tirer des étincelles, ou enfin plonger le corps souffrant dans une espèce d'atmosphère électrique; la manière d'agir du fluide électrique n'était pas la même dans ces trois différentes modifications, mais on n'en tenait pas compte; et on l'administrait indifféremment sous l'une ou l'autre forme, pour la même lésion morbide, quelle que fût cette lésion.

Par exemple, dans les paralysies; on employait tour-à-tour les trois modes d'application, sans penser qu'administrée d'une manière, elle pouvait servir, pendant qu'elle nuisait de l'autre : quand les muscles sont appauvris, atrophiés par le défaut d'exercice, par la privation d'influence nerveuse, est-ce un moyen curatif de les appauvrir encore, de les affaiblir, de les dépouiller de leur contractilité par les secousses électriques; on sait par expérience que ce mode d'électricité produit cet effet; on sait que la foudre, masse électrique plus grande que toutes celles que peut accumuler la sagacité humaine, on sait que la foudre a détruit toute force contractile dans les animaux qu'elle a tués. Eh bien, dans la paralysie, où cette énergie contractile est détruite par la maladie, on a administré les secousses électriques avec un excès, une persévérance ridicule et déraisonnable ; aussi les physiciens découragés ont bientôt cessé toutes leurs tentatives routinières, sans penser que l'inutilité du fluide électrique tenait à son mode d'application.

On aurait dû conséquemment étudier la manière d'agir spéciale de chaque modification spéciale ; on aurait dû discuter ensuite l'application de chaque modification à chaque maladie, et c'est ce qu'on n'a pas fait.

Cette manière d'agir est assez difficile à déterminer ; nous avons peu de données pour un problème nouveau ; voyons cependant si ce peu de données pourra nous servir à le résoudre ; voyons si de quelques faits rares et peu détaillés nous pouvons en déduire des conséquences qui puissent régulariser l'application á l'homme malade de chacun des modes de l'électricité.

Nous savons que le fluide électrique accélère le cours des fluides dans les tubes capillaires inanimés qu'ils parcourrent ; un effet analogue doit se remarquer dans les tubes capillaires animés parcourus par des fluides vivans : les phénomènes physiques peuvent être modifiés par les loix vitales, mais ne peuvent être empêchés tout-à-fait ; les corps organisés végétans ou vivans sont soumis aux influences de la pesanteur comme les corps inorganiques dont s'occupe la minéralogie.

Ce que nous venons de dire acquiert une nouvelle probabilité, quand nous voyons le fluide électrique administré en bain déterminer de la sueur, de la rougeur, de la chaleur, de la céphalogie, sur les hommes qui s'y soumettent.

Voilà, un des effets du fluide électrique sous une de ses formes ; les secousses électriques ont un autre effet sur les corps vivans.

On a remarqué, il y a long-temps, que dans les animaux tués par des violentes secousses électriques, les muscles avaient une couleur brune-noire, qu'ils avaient perdu toute leur contractilité; qu'ils ressemblaient pour la couleur aux muscles des animaux tués après des marches forcées : or, comme tout se tient dans l'économie animale, comme aucun phénomène n'est isolé; de cette seule donnée les physiologistes peuvent déduire plusieurs corollaires précieux; et les médecins peuvent utiliser ces corollaires dans l'intérêt des malades, et pour les progrès de l'art de guérir.

On pourrait encore établir une troisième manière d'appliquer l'électricité; celle, pour un malade soumis au bain électrique, de lui tirer des étincelles d'une partie du corps, ou de l'autre; cela n'est nullement indifférent, et, chaque modification de l'état morbide exige une modification dans la manière d'appliquer l'électricité : ces étincelles doivent déterminer une fluxion sanguine vers la partie où elles sont provoquées.

Nous pourrions encore établir une quatrième modification de l'électricité, c'est l'électricité galvanique; dans cette espèce, quand nous nous soumettons à son influence, quand mettant un doigt au sommet de la pile, nous mettons un autre doigt à la base, nous faisons partie du cercle galvanique, nous avons la sensation du passage du fluide; nous éprouvons une série de petites secousses analogues à celles que donne la bouteille de Leyde; avec cette différence pourtant que la bouteille de Leyde n'en donne qu'une, tandis que d'un autre côté, plongés dans le bain électrique, nous n'éprouvons aucune sensation vive qui nous avertisse du passage du fluide au travers de nos parties; seulement, comme nous l'avons dit, le système capillaire sanguin paraît être dans un état d'orgasme, et toutes les actions vitales qui en dépendent paraissent augmenter d'activité; et enfin, par l'électricité galvanique, nous éprouvons une série de petites secousses successives.

Nos corps même ne sont-ils pas des machines électriques, et nos différentes parties ne sont-elles pas comme les différens métaux d'une pile galvanique? C'est ce qu'il est permis de supposer avec beaucoup de probabilité; déjà dans la pratique de l'acupuncture, l'aiguille enfoncée dans nos parties n'a-t-elle pas décélé l'électricité qui les pénètre, par celle qui la pénètre elle-même et que nos électroscopes ont constaté; dans les temps d'orage ne sommes-nous pas influencés péniblement par l'air chargé d'électricité; le sentiment de malaise que nous éprouvons alors ne tient-il pas à l'accélération des courans capillaires que cette électricité détermine? On peut soupçonner qu'elle préside aux sécértions et à la nutrition, peut-être encore à l'influence nerveuse sur les parties musculaires; qu'elle est résineuse ou vitrée, suivant que ces sécrétions sont acides ou alkalines. Peut-être que sa transmission par saccades, au lieu de son courant continu provoque ces secousses nerveuses qui constituent les affections convulsives? Au reste M. Donney a déjà trouvé nos parties internes impregnées d'une électricité opposée à celle de nos parties externes.

Ici, on va me faire une objection; si le corps humain est une pile galvanique à-peu-près comme la raie torpille, ou l'anguille électrique de Surinam; comment agit l'électricité extérieure que nous appliquons aux corps souffrans; la réponse est facile; elle agit comme une machine électrique agirait sur une pile galvanique, chaque élément bi-métallique de cette dernière serait influencé par le courant électrique vigoureux émané de la première; il est probable que l'action de chacun de ces petits couples deviendrait nulle, et qu'ils seraient tous influencés par l'action électrique plus énergique de la grande machine; cela tiendrait tout-à-fait à l'action victorieuse de la machine plus forte sur la machine plus faible. Eh bien! la même chose arrive dans l'application de l'électricité au corps humain; car, son électricité propre, son fluide naturel, doit avoir peu d'énergie; M. Becquerel a prouvé que l'on obtenait d'un courant continu, mais faible, du fluide électrique, des effets particuliers que ne pouvaient produire une explosion violente, ou une transmission vigoureuse et continue d'une grande masse électrique : les sécrétions, la nutrition, peut-être aussi d'autres phénomènes moins mécaniques encore de l'économie animale peuvent être probablement au nombre de ces effets.

M. Le Mott a ensuite inventé un nouveau mode d'application, par lequel il a obtenu quelques succès ; j'ignore sa découverte, mais voilà ce que j'imagine : enfoncez dans une plaque de résine plusieurs aiguilles métalliques assez distantes et régulièrement distantes l'une de l'autre ; électrisez ensuite toutes ces pointes ; enfin présentez cette brosse à certaine distance d'un membre malade non isolé ; chacune de ces petites aiguilles produira sa petite étincelle ; et l'on aura un effet appréciable ; on modifiera même ces effets en terminant par une petite sphère l'extrémité de l'aiguille enfoncée dans la résine, ou celle que l'on présente à la peau.

A présent nous devrions discuter dans quelles maladies on peut employer l'électricité, et quelle modification il faut lui faire subir pour l'appliquer à telle ou telle maladie : cette tâche est difficile ; on ignore presque tous les effets de l'électricité sur les corps animés : on ignore encore plus les effets de l'électricité modifiée de telle ou telle manière ; on ignore si l'électricité vitrée ou l'électricité résineuse agissent d'une manière différente ou informe ; enfin, on ignore la manière d'agir spéciale du bain électrique, des étincelles ou des secousses ; comment nous diriger presque, aveugles, dans cette route dont nous ignorons la topographie ?

Dans l'économie animale, un seul fait peut nous conduire à des conséquences multipliées ; nous savons déjà que les secousses électriques diminuent la contractilité musculaire ; que les muscles se trouvent dans l'état noir et fortement

oxygéné, où ils sont dans les animaux accablés de fatigue, et dans les animaux où ces organes moteurs sont
dans un exercice exorbitant.

Nous savons que le fluide électrique accélère le mouvement, la circulation dans les tubes de petit diamètre, dans
les vaisseaux capillaires inanimés; il est donc probable
que le même effet se reproduit dans les vaisseaux capillaires animés : on sait que le bain électrique détermine
l'accélération du pouls , la rougeur de la face , la
céphalalgie , la sueur , enfin , tous les symptômes d'un
accès de fièvre ; on sait enfin que l'atmosphère fortement chargé d'électricité des temps orageux nous offre
les mêmes phénomènes; en voilà assez pour nous guider
dans l'application de ce fluide si puissant, mais si capricieux dans ses effets.

Je sais bien qu'on a voulu rendre les corps animés in-
dépendans des lois physiques qui régissent les minéraux :
les élèves de l'école de Pinel ont répété cela jusques à
satiété : mais c'est une erreur. Les lois physiques régissent les corps organisés comme les corps inorganisés ;
seulement ces lois sont modifiées par les autres loix spéciales qui gouvernent, qui animent l'ensemble de ces
premiers corps : un oiseau qui vole, n'obéit pas aux
lois de la pesanteur, ou plutôt y obéit d'une manière
particulière ; mais ôtez lui ses ailes, ou seulement ro-
gnez les, et vous verrez cet oiseau tomber comme une
pierre. Sa chute devient un effet des mêmes causes qui
le fesaient nager dans les airs.

Maintenant étudions les maladies où le fluide électrique
peut avoir une influence utile et salutaire.

Dans les fièvres continues, où l'on remarque un travail
augmenté du système capillaire, on ne peut guère employer l'électricité qui en accélère les oscillations; peut-
être cependant serait-elle utile dans le période de froid
qui consiste en une constriction spasmodique des petits

vaisseaux dont le lacis compose ce système. On ignore la différente manière d'agir de l'électricité résineuse et vitrée ; on ne peut donc rien dire de positif sur le choix à faire entre ces deux électricités. Cependant, on pourrait croire que l'électricité résineuse est débilitante, et l'électricité vitrée fortifiante ; la forme différente des pinceaux lumineux qu'affectent les étincelles tirées d'un corps électrisé vitreusement ou résineusement pourrait le faire croire ; et, dans cette supposition, il faudrait préférer l'électrisation vitreuse dans le frisson des fièvres continues, ou intermittentes commençantes : on sent bien que je parle dans ce cas du bain électrique, et non des autres modifications de ce fluide.

Ces remarques pourraient encore s'appliquer aux phlegmasies qui ont tant de rapports avec les fièvres essentielles.

Je trouve cependant que dans quelques ophthalmies, on a tiré avec succès des étincelles électriques du globe de l'œil : les auteurs n'ont pas spécifié la nature de l'ophthalmie.

Je trouve encore que le fluide magnétique a guéri quelques maux de dents ; l'application d'un aimant a souvent fait cesser des odontalgies ; peut-être était-ce une affection spécialement nerveuse ? On sait que le fluide magnétique et le fluide électrique ont beaucoup d'analogies ; et que ces fluides ont une action particulière sur les nerfs.

Dans les fièvres exanthématiques, telles que la rougeole, la variole, la scarlatine, l'éruption qui doit se faire s'annonce par un état de gêne et d'angoisse, dans la région précordiale ; mais quelquefois elle ne se fait pas ; alors l'emploi du bain électrique aurait son utilité ; mais, un observateur prudent pourrait seul en indiquer et en surveiller l'application : l'angoisse disparaît quand l'éruption bourgeonne.

Cet état d'angoisse est souvent aussi le prélude de la

milliaire ; mais, dans cette affection de mauvais augure, l'éruption ne calme point l'angoisse ; elle paraît n'avoir rien de critique ; alors on n'a aucune raison d'en provoquer la sortie par l'imbibition du fluide électrique.

Avec un peu d'attention et de réflexion, l'on verra facilement que dans ces cas on doit administrer le fluide électrique sous la forme de bain, puisqu'il faut accélérer la circulation dans les vaisseaux sanguins de la péripherie et non sous la forme de secousses électriques qui diminuent la vitalité dans les tissus ; on verra encore que ce moyen doit être employé dans le frisson précurseur des inflammations, et dans le frisson des accès de fièvre intermittente ; mais non dans l'accès de chaud où la circulation capillaire a été accélérée par suite de la réaction vitale que détermine le frisson.

Si nous nous occupons des hémorrhagies et de l'emploi de l'électricité pour leur guérison ; nous distinguerons d'abord les hémorrhagies anormales, ensuite la suppression des hémorrhagies normales ; enfin, nous distinguerons les hémorrhagies anormales, en hémorrhagies actives et hémorrhagies passives ; on pourrait encore traiter dans cette catégorie, des flux muqueux, et de l'application thérapeutique du fluide électrique à leur guérison. Ainsi nous avons une hémorrhagie extraordinaire, que nous ne devrions pas éprouver ; nous n'en avons pas que nous devrions avoir, et, dans celles que nous avons extraordinairement, les unes s'accompagnent d'une réaction fébrile très-marquée, et les autres sont le résultat d'une atonie scorbutique ou presque toujours scorbutique.

On doit soupçonner d'avance que l'application de l'électricité à ces maladies doit varier beaucoup dans ses modifications.

Dans les hémorrhagies actives, par exemple, le bain électrique ne conviendrait pas, il accélère la circulation capillaire, et par là même il augmenterait la turges-

cence inflammatoire qui forme un des élémens de l'hémorrhagie, mais, les décharges électriques pourraient être
utiles; en déterminant la combinaison plus abondante du
sang artériel capillaire avec le parenchyme musculaire,
elles empêcheraient probablement la fluxion sanguine
hémorrhagique vers la surface muqueuse qui lui sert
d'organe d'excrétion.

Dans les hémorrhagies passives je crois que l'électricité
n'est applicable sous aucune de ses modifications; les vaisseaux capillaires affaiblis recevraient peut-être plus de
sang, mais ils n'en reçoivent déjà qu'une trop grande
quantité; leurs parois débiles ne réagissent qu'imparfaitement sur cette masse, et la laissent stagner immobile.

Le scorbut qui est une hémorrhagie passive générale,
offre le même sujet de réflexions, et repousse l'emploi
du fluide électrique, sous la forme de bain et sous la
forme de secousses.

Si nous sommes malades par des excrétions sanguines
surabondantes, nous pouvons l'être par la suppression
d'hémorrhagies constitutionnelles ou sexuelles nécessaires.
Dans ce cas on peut employer le bain électrique, pour
activer la circulation capillaire, pour susciter l'orgasme
des petits vaisseaux, en y joignant les étincelles qui déterminent l'afflux sanguin, la fluxion salutaire vers l'organe
où elle doit se diriger et converger. Dans l'aménorrhée,
par exemple, on pourrait faire jaillir les étincelles de l'u-
terus chez l'individu soumis au bain électrique, et imbibé,
pour ainsi dire, de ce fluide; on pourrait employer encore
la pile de Volta, dont l'une des extrémités partirait des organes mammaires et dont l'autre irait aboutir à la bifur-
cation du tronc : nous pensons bien que les secousses de la
bouteille électrique seraient à-peu-près inutiles dans cette
occasion.

Je ne pense pas que l'on puisse employer l'électricité
comme moyen curatif des écoulemens blancs; néanmoins

dans ces écoulemens qui reconnaissent pour cause une débilité constitutionnelle, je crois que l'on pourrait appliquer avec succès le bain électrique pour accélérer la circulation dans le lacis capillaire; la stagnation du sang dans les mailles de ce réseau peu animé peut être la cause de ces écoulemens blancs; mais les secousses ni les étincelles ne serviraient de rien.

Il faut établir des classifications pour les maladies nerveuses.

Si l'on établit, comme Cullen, que l'apoplexie est une maladie nerveuse, elle repousse absolument l'emploi du fluide électrique.

Dans la paralysie même qui, comme l'apoplexie, reconnait pour cause une hémorrhagie cérébrale, on doit éviter l'emploi du fluide électrique, on doit l'éviter absolument; or, ces conditions se rencontrent dans son période d'acuité; je crois aussi qu'à cette époque on ne doit pas employer l'emploi trop stimulant de la strichnine et des préparations qui la contiennent.

Mais, lorsque la paralysie, après quelque temps de durée, est devenue, pour ainsi dire, une affection locale; lorsque, dans d'autres cas, elle a pour cause une tumeur placée sur le trajet des nerfs et non une hémorrhagie encéphalique, alors l'électricité peut avoir des effets salutaires; mais, comment faut-il l'appliquer?

Les secousses électriques qui épuisent la contractilité des muscles auraient un effet contraire à celui qu'on désire; car, cette contractilité est anéantie dans la paralysie, et cette destruction constitue son caractère pathagnomonique; on s'est pourtant obstiné à l'employer sous cette forme. On pourrait bien mieux employer le bain électrique qui activerait le travail capillaire, et les étincelles électriques tirées du membre paralysé; cela, ce me semble, serait bien plus judicieux.

On a rangé le tetanos dans les affections nerveuses;

peut-être consiste-t-il en une inflammation suraigue du prolongement rachidien ; sa terminaison prompte, ses symptômes violens sembleraient le prouver ; les affections nerveuses ont une marche bien plus paresseuse, et une terminaison généralement moins funeste : On sait, depuis Hippocrate, que la majorité des malades attaqués du te-tanos meurt en quatre jours, et qu'elle meurt dans la modification morbide qu'on appelle *opistholonos*. Dans cette supposition le traitement des maladies fortement inflammatoires pourrait seul être appliqué.

Mais, si le tetanos est une convulsion permanente, une convulsion tonique et non clonique, suivant le langage suranné de la vieille école, on pourrait employer utile-ment les secousses électriques répétées qui épuisent, ou, au moins, qui diminuent la contractilité musculaire ; peut-être pourrait-on y joindre avec succès les bains sulfureux qui agissent aussi fortement sur cette contractilité, exa-gérée, dans cette maladie.

L'épilepsie pourrait aussi être avantageusement modi-fiée par le même traitement, puisqu'il y a entre ces deux maladies une analogie de symptômes : peut-être on ne devrait pas donner les secousses dans le moment des accès.

De 10 à 14 ans, c'est-à-dire aux approches de la pu-berté, à une époque ou l'ossification semblerait terminée ; c'est alors par une exception singulière que les os de la colonne vertébrale, complétant leur ossification, se dé-forment et se courbent latéralement. A la même époque se manifeste uue maladie convulsive qui n'affecte qu'un des côtés de l'arbre nerveux, c'est la danse de Saint-Gui ; en même temps que le malade meut d'une manière irrégulière les membres d'un seul côté, il a une espéce d'hilarité qui le porte à rire lui-même des gestes ridi-cules et désordonnés auxquels il s'abandonne involon-tairement : on pourrait croire que le bain électrique et des étincelles tirées dans la direction de la colonne vertébrale ne seraient pas inutiles; mais, là-dessus nous en sommes reduits aux pressentimens de la théorie.

Dans les palpitations purement nerveuses, dans la difficulté de respirer, qui en est la suite, le bain électrique pourrait encore être administré.

Dans l'hystérie on pourrait l'employer, l'utérus dans cette affection jouit d'une vitalité surabondante, qui reste sans emploi, puisque le plus souvent elle est le résultat des rigueurs d'un célibat forcé; cet organe qui sympatise avec le canal intestinal détermine alors dans ce tube musculaire creux des contractions irrégulières désignées sous le nom de globe hystérique : Eh bien, il est possible de guérir cette maladie en appliquant d'une manière méthodique les secousses électriques de Muschembrock, ou de la bouteille de Leyde.

On pourrait encore les utiliser dans la rage qui se rapproche du tétanos par des analogies si multipliées ; peut-être diminueraient-elles le spasme des mâchoires, et des muscles laryngés ou pharyngés.

Dans les amaigrissemens et les intumescences atoniques et séreuses, le bain électrique agirait favorablement en activant la circulation capillaire languissante; les secousses qui agissent d'une manière débilitante nuiraient au contraire.

Le rachytis et les scrophules seraient influencés d'une manière salutaire par le bain électrique, et les secousses de la bouteille de Leyde y seraient nuisibles ; l'accélération de la circulation capillaire est un moyen de guérison.

Nous avons déjà parlé du scorbut ; dans la syphilis, peut-être le bain électrique favoriserait-il utilement la transpiration?

L'on voit que le fluide électrique tour-à-tour adopté

et rejeté par caprice, n'a été abandonné que parce qu'on n'en avait pas fait un emploi judicieux; mais n'en a-t-il pas été de même d'autres remédes? Par exemple de la machine rotatoire des Anglais, dans les apoplexies; et de la ligature des membres, employée par les anciens dans les hémorrhagies, etc., etc.

Préface.

LES anciens connaissaient le choléra, causé par les chaleurs de l'été ainsi que par les fatigues de la moisson; mais il ne connaissaient pas le choléra indien : dans la description qu'ils en font, ils ne parlent point du froid intense, de la teinte cadavereuse, des crampes, de la couleur des déjections; ils avaient oublié surtout le période de réaction caractérisé par la chaleur de la peau et par une congestion sanguine du cerveau; une malheureuse expérience nous a mieux instruits.

Les médecins ont nié la contagion de cette affection morbide; les uns ont voulu rassurer les populations effrayées; les autres ont mal vu, égarés par leurs systèmes et leurs préventions; cela a fait faire bien des mauvais raisonnemens.

Ce que je sais, c'est que cette discussion serait inutile, ou peut-être nuisible; les cordons sanitaires fourniraient autant de canaux de transmission qu'il y aurait de soldats communiquant avec les citadins et les paysans; or, quel moyen d'empêcher ces communications? et ces citoyens bloqués chez eux et en proie au dénuement, à la disette, au désespoir, seraient encore plus exposés à la contagion : les gouvernemens n'y peuvent rien.

DU
CHOLÉRA-MORBUS.

On parle beaucoup du choléra-morbus. Toutes les imaginations sont effrayées, toutes rêvent des remèdes pour cette terrible maladie ; et ces rêves sont publiés le lendemain comme des réalités. On a préconisé les fumigations mercurielles, l'oxide de bismuth, le camphre, les chlorures, etc. ; on a établi des cordons sanitaires. Jusqu'à présent le mal a éludé tous les obstacles, résisté à tous les remèdes, et s'est joué de notre prudence humaine, si incertaine dans ses inspirations, si pauvre en résultats.

Quoiqu'il en soit, l'ennemi est à nos portes ; hommes de courage et de persévérance, nous ne devons point nous abandonner à un lâche désespoir, ou à une insouciance imbécille. Il faut le combattre ; n'y eût-il qu'une chance de salut contre neuf chances d'insuccès ! Je suis homme aussi ; je suis citoyen ; je vais payer mon faible tribut d'efforts à mon pays, à l'humanité.

Le choléra-morbus était bien connu autrefois, mais il n'était ni contagieux, ni épidémique ; résultat des chaleurs de l'été, des fatigues de la moisson, il n'attaquait qu'un petit nombre d'individus ; c'était cependant une affection terrible, qui tuait quelquefois en vingt-quatre heures celui qui en était attaqué ; mais ceux qui lui donnaient des soins ne risquaient pas leur existence ; il n'était pas transmissible par les émanations ou par le contact immédiat.

Qu'est-ce qu'une maladie contagieuse, épidémique ou sporadique ? il est d'autant plus nécessaire de fixer le sens de ces expressions que j'ai vu des médecins ne pas les appliquer avec précision : je demande donc pardon au lecteur de mes lieux communs; c'est un superflu quelquefois nécessaire.

Une maladie épidémique est le résultat de l'influence atmosphérique combinée avec celle des localités. Ainsi, les marais agissant simultanément avec les chaleurs de l'été déterminent des fièvres intermittentes épidémiques.

Une maladie contagieuse est le résultat du contact des corps infectés avec les corps sains; les tissus animaux sont souvent des moyens de transmission de ces maladies : il paraitrait qu'il faut un contact immédiat de l'individu sain avec l'individu malade, ou les vêtemens qui ont touché ce dernier. Cela est vrai au moins pour la peste d'Orient; cela est probable pour la fièvre jaune; et enfin, aucune observation ne dément cette opinion pour le choléra-morbus.

Enfin, une maladie sporadique est le résultat de causes toutes individuelles; c'est celle qui attaque quelques individus clair-semés. Le choléra-morbus ancien est une affection de cette catégorie.

Maintenant le choléra-morbus indien est-il épidémique seulement ou contagieux?

S'il était épidémique, il envahirait brusquement une localité; mais toute cette localité serait envahie à la fois; l'influence atmosphérique s'exercant sur un grand pays comme la Hollande, produirait en même temps des phénomènes morbides à la circonférence et dans le centre de la circonscription géologique.

Que voyons-nous au contraire dans la propagation du choléra-morbus? Il a parcouru les deux-tiers de la circonférence du globe, depuis la Chine et même le Japon, jusqu'en Angleterre, il a cheminé pas à pas; il ne s'est communiqué d'un peuple à un autre que lorsque des circonstances insolites ont établi des communications multipliées du peuple infecté avec le peuple sain : si l'on nie la contagion, il faut nier la lumière du soleil en plein midi.

Au reste, il n'y a peut-être pas tant de différence qu'on le suppose ordinairement entre les maladies ordinaires et les maladies contagieuses; telle maladie devient contagieuse quand, par le raprochement des malades, les émanations qu'ils exhalent ont acquis plus d'intensité et, par conséquent, plus d'énergie d'action sur le corps humain; ainsi la dyssenterie qui n'est pas contagieuse quand elle est isolée, devient contagieuse dans les hôpitaux d'armée; ainsi la fièvre des prisons, qui montra une transmissibilité si énergique aux assises d'Oxford; ainsi même la fièvre putride des anciens médecins, qui, quoique sporadique, devient contagieuse quand plusieurs malades sont réunis dans le même appartement.

On pourrait même aller plus loin, et soutenir que toutes les émanations du corps humain influencent d'autres corps humains de manière à leur imprimer une stimulation analogue à celle qui les a produites, et cela dans l'état morbide comme dans l'état sain : alors la sympathie qui fait que le moral d'un homme influe sur le moral d'un autre homme, et que l'un partage jusqu'à un certain point les passions et les pensées de celui qu'il frequente, se retrouverait dans l'ordre physiologique; et sous ce rapport il n'y aurait aucune maladie qui ne fût contagieuse; elle différeraient seulement du plus au moins : il y aurait différence d'énergie, et non différence de nature.

Mais, il ne s'agit point de cela; nous nous occupons d'une affection aussi éminemment transmissible qu'elle est terrible dans ses effets : un dévoiement considérable, des vomissemens effroyables, des crampes accompagnées de douleurs atroces; enfin un froid intense à la surface du corps, voilà ce qui la caractérise : quelques personnes ont cru y voir une affection purement nerveuse à cause des violentes contractions musculaires qui arrachent des cris aux malades, et qui les torturent de douleurs sans espoir; les nerfs jouent un rôle dans toutes les maladies;

mais il me semble qu'ils jouent un rôle secondaire dans celle-là : les vomissemens, la dyssenterie suffisent pour rendre raison de l'irritation nerveuse et du froid intense qui l'accompagnent; mais cette irritation nerveuse ne peut rendre raison de la débacle prodigieuse de liquides glaireux et bilieux qui se fait par haut et par bas, et des secousses violentes et répétées qui les évacuent.

Une opinion bien plus probable est que tous ces effets si meurtriers reconnaissent pour cause une inflammation violente du tube intestinal dans toute son étendue : le froid intense, les crampes douloureuses seraient le résultat de cette inflammation, de l'afflux sanguin qu'elle provoque dans l'organe affecté, de la faiblesse rapide qui suit d'énormes évacuations.

De si terribles effets par une si legère cause, comme l'explosion d'un baril de poudre par une étincelle, sont difficiles à expliquer : comment un leger contact peut-il déterminer une gastrite si intense? Comment un virus appliqué sur un point de la peau affecte-t-il si violemment l'estomac? Faudrait-il donc reconnaitre des inflammations spécifiques, produites par un fluide *sui generis*, reproduisant toujours les mêmes affections morbides? Cela est difficile dans le système de Broussais qui n'admet qu'une inflammation identique, modifiée seulement suivant la différence de tissus. Ce n'est pas d'ailleurs la seule objection que l'on puisse faire sur ce système en l'air, bâti sur un échafaudage d'hypothèses nébuleuses.

Je suppose que soulevant à demi le voile qui nous cache la nature, nous eussions trouvé la cause prochaine des maladies; en serions-nous plus heureux : dans la phthysie pulmonaire nous savons l'organe malade, connaissons-nous mieux pour cela le moyen de guérison, connaissons-nous mieux même le moyen d'enrayer le mouvement de suppuration qui dévore l'organe pulmonaire. Il y a deux problèmes dans les maladies : connaître la cause du mal, connaître le remède qui peut détruire cette cause ; nous n'avons résolu ni l'un ni l'autre problème, et puis connaître un moyen curatif pour chaque mal, supposerait l'existence des spécifiques, et le système de Broussais n'en reconnait point. Suivant lui, tous les amers par exemple agissent de la même manière, et la différence qu'y trouve l'organe du goût n'indique aucune différence dans leur action sur l'organe de la digestion, qui pourtant sympathise de fonction et de but avec le premier. Vous croiriez, d'après ces réflexions, qu'il est très-difficile de trouver le remède pour le mal : détrompez-vous ; la nature a rendu plus facile, que vous ne le croyez, la satisfaction de nos besoins dans l'état de santé et de maladie ; sans cela l'expérience serait venue trop tard, l'homme serait mort au berceau avant d'avoir pu écouter ses leçons ; nous avons les inspirations de l'instinct et du sens commun ; cela nous suffit.

Dans la majeure partie des maladies nous ne connaissons aucun moyen spécifique de guérison, alors nous faisons la médecine du symptôme ; et tel médicastre qui croit agir d'après son système favori, ne fait que pratiquer ce mode de traitement : ainsi le pouls accéléré indique une irritation du système sanguin, et l'on tire du sang ; la bouche est sèche, la soif est ardente, et l'on donne des acides végétaux ; la tête est douloureuse, on la rafraîchit et l'on irrite les extrémités inférieures ; il y a une douleur locale, on applique des fomentations sur le point douloureux ; nos systématiques exclusifs ont beau se récrier ; c'est une nécessité contre laquelle leur orgueil se brise et qu'il leur faut subir.

Appliquons ces idées à la maladie que nous voulons traiter : j'ai dit quelque chose de la spécificité des maladies et de l'action spécifique des remèdes ; mais, puisque le hasard qui nous a indiqué presque tous les remèdes spécifiques ne nous a point indiqué les spécifiques du choléra-morbus ; faisons la médecine du symptôme qui nous reste à tenter.

Un des symptômes prédominans qui caractérise cette maladie, le froid intense accompagné de crampes atroces, indique tout ce qui peut contrebalancer cette congestion sanguine de la circonférence au centre, de la peau aux organes intérieurs; ainsi les rubéfians, l'urtication, les synapismes, les frictions avec la flannelle, les bains très-chauds seront des remèdes très-judicieusement appliqués. Un Allemand a proposé un moyen, qui me semble puissant, c'est de passer dans le lit du malade un tuyau portant un air échauffé, ou les vapeurs exhalées par une chaudière pleine d'eau en ébullition.

On pourrait être tenté d'administrer intérieurement des stimulans tels que l'infusion de mélisse, l'esprit de Minderérus, etc. Mais, comment porter ces stimulans dans un estomac déjà prodigieusement stimulé qui se révolte contre les boissons les plus douces.

Les deux autres symptômes réclament le même remède; ainsi l'opium calmera avantageusement les vomissemens et la dyssenterie qui affaiblissent si rapidement le malade; mais comment peut-on le donner? A quelle dose doit-on le donner?

Je pense qu'il faut le donner dans une petite quantité de liquide; car une grande quantité de liquide, quelque doux qu'il soit, provoque les vomissemens : je pense qu'il faut le donner à doses rapprochées, car une maladie si promptement fatale exige des moyens énergiques. Je pense, enfin, qu'il en faut peu craindre la quantité, car, il est d'expérience que tel homme qu'une dose d'opium tuerait, peut en supporter le double s'il est atteint d'un mal qui réclame impérieusement ce médicament.

On a d'ailleurs une garantie suffisante; puisque le donnant à doses moyennes rapprochées, vous obtenez l'effet salutaire, avant que l'effet nuisible se développe; vous êtes donc averti à temps.

Un demi-grain d'opium donné de demi-heure en demi-heure, roulé en bol ou délayé dans une potion de syrop de fleur d'orange et d'eau de laitue, atteint au but que nous voulons frapper : on a soin d'en cesser l'ingestion du moment que le calme survient : je préférerais ce moyen à l'acetate de morphine, sel concentré par la chimie, âcre par conséquent, et pour lequel on doit craindre la plus legère erreur de pesée.

Je crois qu'on peut se dispenser de toute boisson mucilagineuse, en ce qu'on ne peut la donner qu'en petites quantités, et qu'alors elle n'a nul effet.

On a proposé le sous-nitrate de Bismuth ; mais il est d'un effet très-inconstant ; je l'ai vu calmer les crampes d'estomac ; je l'ai vu provoquer le vomissement ; peut-être cela tenait-il au plus ou moins de soin avec lequel on l'avait préparé et lavé : je l'ignore.

Peut-être pourrait-on employer les sels ou les oxides de plomb ; comme ce médicament détermine à la longue une constipation opiniâtre, il commençerait par arrêter la diarrhée, et l'on cesserait son emploi avant que la constipation survint : peut-être son action serait-elle trop lente pour une affection si aigue ? mais les médecins ont leurs préjugés comme le peuple, parce qu'ils sont hommes comme lui ; ce métal qui ne devient nuisible qu'après une longue ingestion et à doses assez fortes, est en horreur à des médecins qui emploient tous les jours l'opium, l'iode, la strychnine, l'acide hydrocyanique, substances dont l'action est si promptement mortelle.

On a préconisé la saignée ; j'avoue que je conçois difficilement l'utilité de ce moyen dans une maladie qui se caractérise par un froid général à la surface du corps, mais plus intense encore aux extrémités, et qui se termine par des taches bleuâtres, par la lividité de la peau, par une faiblesse accompagnée de désespoir ; c'est affaiblir le malade encore d'avantage, et cela sans profit pour diminuer la congestion sanguine locale. On a encore em-

ployé le calomelas, mais je ne sais si un purgatif quelque doux qu'il soit peut guérir une énorme superpurgation
comme celle-là : les bons effets que ce remède a paru
produire, sont dus plutôt à l'opium que l'on a toujours
donné simultanément.

Après avoir parlé des moyens que la médecine a pro-
posée pour guérir la contagion, parlons des moyens qu'elle
propose pour la prévenir; cette branche précieuse de
l'art est peut-être encore moins avancée que la première,
quoiqu'elle mérite encore plus notre attention, puisque
préserver vaut mieux que guérir.

Dans notre état actuel de civilisation, les hommes ont
des communications aussi multipliées que leurs besoins;
et outre nos besoins naturels, nous nous en sommes imposé beaucoup de factices; ces habitudes sont des tyrans
si impérieux que nous les satisfaisons même au péril de
notre vie : comment donc isoler complètement des individus qui se touchent par tant de points, que tant de liens
réunissent si étroitement? Cela est difficile, j'en conviens,
et jusqu'alors les cordons sanitaires ont été impuissans;
l'intérêt, les affections, les passions les ont toujours élu-
dés : croira-t-on que la France ait plus de bonheur?
croira-t-on qu'une ville industrielle dont tous les habitans se touchent par des contacts multipliés, comme les
roues d'une même machine, puisse échapper au danger
de ces communications? Un cordon sanitaire composé de
soldats est un moyen de transmission plutôt que de pré-
servation.

Je conçois que l'on puisse isoler un faubourg; mais
comment bloquer un quartier qui n'est séparé d'un autre
que par une rue : croit-on qu'une ligne tirée transversalement au travers de cette rue fût une barrière plus
difficile à franchir.

Si la contagion ne suivait pas une marche capricieuse,
on pourrait croire que le faubourg de **Pont-l'Évêque**

serait le canal par lequel nous seraient versés les effluves
contagieux, et que les préservations devraient se diriger de ce côté-là; mais un voyageur fuyant le choléra
et l'apportant avec lui, peut venir loger au centre de la
ville, et devenir un foyer de contagion au milieu d'une
population accumulée.

On peut cependant fixer dans chaque quartier un
hôpital temporaire; mais du moment que l'infection écla-
terait dans deux quartiers séparés, comment établir deux
hôpitaux? Cela serait difficile, et ceux qui connaissent le
détail de ces établissemens le sentiront mieux que moi.

Dans cette supposition ne vaut-il pas mieux réunir tous
les malades dans un seul hôpital créé *ad hoc?* Ne vaut-il
pas mieux n'avoir qu'un centre de contagion que d'en dis-
séminer les germes sur tous les points de la ville?

Je sais bien qu'en réunissant les malades, on augmente
l'intensité des émanations pestilentielles; mais avec une
maladie si transmissible et si meurtrière à la fois, qu'avez-
vous à craindre? L'hôpital ne sera jamais encombré : puisqu'un seul contact tue, plusieurs contacts ne tueront pas
davantage. Celui qui est atteint ne mourra pas deux fois,
et il y aura moins d'individus atteints.

Outre l'isolement, on connaît encore un moyen, le chlore
combiné aux alkalis, ou dégagé sous sa forme gazeuse;
mais est-il bien sûr qu'il soit un préservatif spécial de
toutes les influences délétères et contagieuses : dans le
cas où l'absorption serait instantanée, le remède ne vien-
drait-il pas toujours trop tard après le mal? Quoiqu'il
en soit, ce moyen n'a pas toujours été efficace; des ouvriers
ont été atteints du choléra dans des fabriques de chlore.

Un homme intelligent devinera aisément sa manière
d'agir; ce corps en se combinant avec les effluves qui
sortent du corps d'un pestiféré les dénature, et leur ôte
leur propriété de reproduire, dans un être animé qui les
absorbe, des symptômes analogues à ceux qui les avaient

déterminés : mais n'existe-t-il pas un autre moyen chimique de produire les mêmes effets et plus efficacement : à la même époque où Guiton de Morveau employa, à cet usage, son gaz muriatique-sur-oxigéné ; le docteur Carmichael-Smith, médecin anglais, proposait le gaz acide nitreux ; et ce nouveau moyen décompose encore plus vivement les molécules animales, avec lesquels il est en contact. Il n'aurait qu'un défaut, c'est que facilement décomposable, il forme aisément, en abandonnant une partie de son oxigène à ces molécules animales, du gaz oxide nitreux, et que ce gaz rencontrant dans les voies aëriennes du gaz oxigène redevient acide nitrique, ou au moins acide nitreux avec ses propriétés corrosives ; mais le chlore ne devient-il pas acide hydrochlorique par un changement analogue ? Tout cela est un mélange de beaucoup de doutes et d'un petit nombre de vérités ; que voulez-vous ? La plupart des savans sont, comme le Jupiter d'Homère, des assembleurs de nuages ; le mal est qu'ils ne se doutent pas que ce sont des nuages. Toujours est-il que beaucoup d'expériences seraient nécessaires pour constater quel est le plus efficace de ces deux désinfectans.

A présent quelles sont les précautions individuelles que nous suggère la prudence éclairée par l'art. Les moyens pharmaceutiques, dont nous avons déjà cité quelques-uns, ne sont indiqués que par des hypothèses un peu hasardées : ainsi on a beaucoup parlé du camphre, comme la maladie comprend dans ses accidens des symptômes nerveux, ce moyen pourrait y être applicable ; il a d'ailleurs une manière d'agir spéciale ; suivant les chimistes c'est une huile volatile concrète ; quoiqu'à raison de cette classification il doive être irritant, il n'en agit pas d'une manière moins favorable pour comprimer les inflammations extérieures, et peut-être aussi intérieures ; mais ce qui est plus précieux encore, c'est qu'il rend son ton au système nerveux tombé dans le collapsus : et la vieille médecine qui voyait bien plus de spécialité dans les médi-camens que la nouvelle, connaissait bien l'action de celui-ci.

Un autre moyen préservatif est le quinquina; il fortifie sans stimuler, car il n'a point d'arome : j'ai entendu parler bien de fois d'un quinquina résineux; mais j'ai toujours vu l'alcool en extraire peu de principes résineux.

Un savant docteur allemand, a depuis peu émis une opinion qui serait favorable à l'emploi de cette substance, il prétend que le choléra-morbus est le premier accès d'une fièvre intermittente pernicieuse, qui n'en a pas un second, parce qu'elle tue au premier, terriblement intense qu'elle est : cette opinion acquiert une certaine probabilité, si l'on considère l'invasion brusque, la violence des accidens, le froid rigoureux qui s'empare tout-à-coup d'un malheureux bien portant en apparence le moment précédent : avec cette supposition, qui n'est pas sans preuve, quel meilleur moyen à employer que l'anti-période par excellence, le quinquina?

Un moyen plus sûr, parce qu'il est d'une application journalière répétée, presque continue, c'est le régime; des alimens doux, légèrement toniques, tels que les viandes rouges, une petite quantité de legumes et de fruits, l'usage modéré de vieux vin de Bordeaux; voilà, je pense, les alimens auxquels il faut donner la préférence; il faut cependant les varier, car l'aliment le plus savoureux finit par donner du dégoût et même des nausées à l'homme condamné à en manger plusieurs fois de suite, et nous devons saisir cette indication de la nature.

Un exercice modéré qui, même après le repas, facilite la digestion, qui met en contact avec un air vivifiant les poumons et la peau, qui donne aux tissus musculaires leur part d'action dans l'exercice commun de tous nos organes, qui fait circuler dans leur masse proportionnellement considérable le sang abondant dont ils sont continuellement arrosés; voilà un moyen précieux.

Il faut avec cela se bien vêtir, se vêtir chaudement, surtout les pieds; le froid des pieds porte le sang à la tête et donne des céphalalgies, le porte à l'estomac, au tube digestif, et donne des coliques accompagnées de diarrhée; il favoriserait sous ces deux rapports le développement des accidens morbides, en facilitant les congestions sanguines locales qui en sont la cause probable; d'ailleurs cette sueur des pieds si abondante chez quelques personnes, mais existant chez toutes, est une excrétion qu'il serait dangereux de supprimer.

Tout cela veut dire en d'autres termes qu'il faut user de tout et n'abuser de rien; qu'il faut donner à chaque organe tour-à-tour sa portion d'exercice et de jouissance, sans en laisser aucun dans une inaction qui les affaiblit et les énerve, sans les surcharger d'un exercice outré qui en brise les ressorts : user de tout, conserve; abuser de tout, tue : l'on doit cependant ajouter à cela, qu'en suivant les principes de la loi naturelle, il faut s'assujetir aux restrictions qu'y a ajoutées la loi civile; pauvres hommes que nous sommes! nous ne sommes que trop portés à abuser; mais quoi! l'âge où l'on abuse est bien vite envolé.

Le rapport de l'académie de médecine avance que c'est une maladie sans fièvre; cependant le froid intense de la périphérie du corps ressemble bien au frisson des fièvres d'accès : alors le période de chaleur et de réaction manquerait seulement; la maladie tuerait avant que ce période eût le temps de s'établir.

Qu'est-ce que la fièvre, un changement anormal de la circulation.

* Beaucoup de malades meurent dans le frisson; la ma-

* Rapport, page 57.

ladie a été trop courte pour laisser des lésions anatomiques apparentes : quand elle se prolonge, elle prend
les caractères du typhus, l'on voit se développer les
symptômes d'une réaction énergique, langue sèche, soif
ardente, peau brûlante, etc.

* Ce qui m'étonne, c'est que les Russes n'aient pas employé leurs bains. Les tissus animaux sont les moyens
de transmission les plus actifs, les émanations animales
s'y attachent avec une plus puissante affinité, pour ainsi
dire; ils s'y attachent d'autant plus intimement que ces
tissus sont plus poreux, les laines par exemple.

Depuis la publication de ce premier écrit sur le choléra,
j'ai eu occasion de voir cette maladie; je l'avais rédigé
d'après les avis des auteurs qui s'étaient occupés de cette
maladie; mais j'ai vu depuis qu'ils n'avaient pas dit un mot
du second période du choléra, du période de réaction.

Le choléra se compose, en effet, de deux périodes, comme
un accès de fièvre intermittente. Ce période de froid se
manifeste par des vomissemens et des déjections (ANO KAI
KATO) de matières albuminiformes, des coliques violentes,
des crampes attroces, une suspension presque totale du
pouls, un froid intense de la surface du corps, le second
période se manifeste par la chaleur de la peau, même la
moiteur, la rougeur de la figure, un violent raptus sanguin
vers la tête, un *coma somnolentum*.

On a beaucoup blâmé l'emploi de l'opium; le coma survient indépendamment de l'emploi de ce médicament. Il
survient indépendamment de tout traitement que l'on ait
pu employer.

La première question que l'on doit se faire, c'est si le
choléra est épidémique ou contagieux; pour cela il faut
observer les circonstances qui ont pu accompagner sa transmission, et qui l'accompagnent encore dans son trajet au

---

* Rapport, page 170.

travers des populations comme une trainée de poudre à canon.

Nous avons vu le choléra marchant de l'Inde arriver à Moscou, allant du sud au nord et d'orient en occident, en coupant obliquement les cercles de latitude, et changeant de température à chaque pas qu'il fait en avant ; nous l'avons vu ensuite venant de Moscou à Londres et à Paris, par un chemin perpendiculaire aux mêmes cercles de latitude, et soumis, sans être modifié, sans être altéré, à des changemens encore plus brusques de climats et d'influences atmosphériques.

Si la température change, les localités ont dû aussi présenter des changemens, des contrastes prodigieux : on ne peut supposer que le sol se présente le même à Calcuta et à Moscou, à Moscou et à Paris, à Paris et à Londres.

On ne peut donc supposer que la terre ou l'air, ces deux moyens générateurs des maladies épidémiques ou endémiques, aient été pour quelque chose dans la production ou la propagation du choléra.

On a remarqué, il est vrai, qu'il suivait le cours des rivières et des fleuves ; mais c'est que les grandes villes, bâties sur le rivage de ces grands canaux naturels, ont des communications fréquentes au moyen de la navigation qui se fait dans leur eaux. La même explication s'adapte aux ports de mer, ces points de ralliement du commerce des nations.

On aurait pu remarquer aussi qu'il s'étendait peu dans les campagnes ; que dans les villes, il sévissait particulièrement dans les quartiers bas ou le peuple misérable est entassé dans des bicoques humides, sales et mal-saines. Tout cela semble bien plutôt indiquer une affection contagieuse qu'une épidémie.

On a fait une objection ; le choléra qui attaque successivement une série de villes, fait quelquefois des bonds prodigieux ; il est venu de Strasbourg à Paris en épargnant les villes intermédiaires : une épidémie marcherait de proche en proche; le nuage qui apporterait la maligne influence, poussé par le vent, la semerait de proche en proche, mais ne laisserait pas voir ces lacunes dans son action pernicieuse.

Au contraire supposons la contagion de la maladie; un voyageur venant de Strasbourg à Paris ne dira nulle part qu'il vient d'un pays si dangereux, ils se ferait expulser des voitures et se fermerait la porte de toutes les auberges; d'ailleurs, il s'arrête si peu dans chaque endroit qu'il ne peut guère la communiquer.

S'il en a le germe dans son corps, il peut avoir du répit; les maladies ont leur période d'incubation. S'il porte avec lui dans ses habits les émanations meurtrières, il peut la communiquer, sans la gagner; dans ces maladies, il faut la prédisposittion; et notre voyageur peut n'être pas prédisposé; sa santé vigoureuse et ses organes digestifs en bon état le mettent à l'abri de la contagion.

Je suppose que le choléra soit contagieux, que faut-il faire pour empêcher la contagion?

Les gouvernemens toujours disposés à employer les moyens violens ont imaginé les cordons sanitaires. Ces cordons sanitaires composés de soldats au lieu d'empêcher la transmission des émanations contagieuses, la facilitent au contraire; chaque militaire en contact avec les habitans des villes et ceux de la campagne est un canal de transmission; vous ne pouvez guère empêcher les communications des militaires avec les citadins et avec les campagnards : mais ce moyen présente d'autres inconvéniens : cette malheureuse ville bloquée avec l'ennemi dans son sein, se voit tout-à-coup privée d'alimens frais et renouvelés, elle se trouve abandonnée aux horreurs de la famine et aux angoisses des affections morales tristes, au découragement, au désespoir plus terribles que la famine. Pouvez-vous d'ailleurs établir un blocus exact, de manière qu'aucun transfuge ne s'échappe à la surveillance ; l'amour de la vie désespéré, agissant sur une tête à caractère, se fait jour à travers les obstacles, comme une explosion de poudre à canon.

Parlons à présent du traitement :

Dans les maladies où nous n'avons point de traitement rationel, nous sommes reduits à faire la médecine du symptôme.

Par médecine du symptôme, je n'entends pas celle qui attaquerait les symptômes indistinctement ; le médecin qui pratiquerait ainsi, serait aussi ridicule que celui qui mettrait un emplâtre sur chaque bouton de petite vérole ; le médecin judicieux se bornera à attaquer les symptômes les plus graves et les plus douloureux. Ainsi il calmera les vomissemens en administrant toutes les demi-heures jusqu'à leur cessation un demi grain d'extrait muqueux d'opium, combiné avec un demi-grain de sucre de saturne qui calmera la diarrhée.

Beaucoup de médecins craignent les préparations saturnines prises intérieurement ; et ces mêmes médecins emploieront sans scrupule l'opium, la cigue et les poisons violens, que la chimie, malheureusement, peut-être a mis à leur disposition et qui peuvent tuer à si faible dose ; ils administreront l'ammoniure de cuivre, le nitrate d'argent, le sublimé corrosif et même l'arsénic ; mais un grain de sucre de saturne les fera trembler.

Qu'ils examinent donc qu'il faut une certaine dose, et un emploi long-temps continué des remèdes saturnins pour empoisonner ; qu'un verre de vin lithargiré n'empoisonne pas ; que, d'ailleurs, de legers symptômes vous avertissent à temps, avant que l'effet nuisible arrive.

Quant à l'opium, il prédisposait au typhus qui constituait le second temps de la maladie, disait-on ? Ainsi pour empêcher le typhus qui doit tuer plus tard, faut-il laisser durer un symptôme qui tuera plutôt ; la première chose à faire est d'empêcher son malade de mourir : il ne faut pas le laisser mourir aujourd'hui, de peur qu'il ne meure demain.

D'ailleurs, c'est que la plupart des malades attaqués du typhus, n'ont point pris d'opium ; les typhus, et les symptômes qui le précédent indiquent une maladie spécifique ; et le système de Broussais ne pourrait guère en donner l'explication ; si le choléra est une inflammation aigue, suraigue de l'estomac, comment concevoir l'inflammation cérébrale qui la suit ? Comment expliquer le désespoir calme des cholériques des premiers temps, le délire et le coma du second temps ? Comment expliquer cette singularité qu'au moment de la cessation des premiers symptômes, les seconds commencent, au lieu d'être proportionnels aux premiers et simultanés avec eux ?

Je ne dirai rien du traitement qui veut saigner des malades qui n'ont ni pouls, ni chaleur, et qu'on ne peut saigner ; ni de celui qui purge et émétise des malades épuisés par les vomissemens et la dyssenterie ; je n'ai jamais pu le concevoir, et je ne pourrais dire mon opinion sans être impertinent.

Un petit médecin des environs en a sauvé beaucoup par un traitement plus judicieux, je crois, il rechauffait la peau par l'urtication, et reservait la saignée pour le moment où la réaction sanguine et apoplectique fiasait explosion ; pour le moment où le pouls se relevait, et où la peau redevenait rouge et chaude : il sauva les deux tiers de ses malades.

On voit, au reste, dans la pratique de notre médecin judicieux, la médecine du symptôme parfaitement appliquée, mais on n'y voit pas réaliser le matin les rêves d'une nuit agitée : on n'y voit pas employer, d'après les indications d'une somnolence fiévreuse, successivement le camphre, le sous-nitrate de bismuth, les chlorures : ces derniers même, qui paraissaient le mieux appliqués, ont manqué leur effet, comme nous l'avons dit plus haut.

Mais, voilà bien l'homme, avide de croyances, il se

fait une pâture des opinions les plus hasardées, des systèmes les plus absurdes ; le doute est un oreiller sur lequel il ne peut dormir ; dans son élan capricieux vers les
hypothèses, il n'est arrêté ni par l'hésitation du jugement, ni par le silence de l'observation et de l'expérience,
il a besoin de croire.

Ainsi, n'a-t-il pas prononcé que le choléra n'était pas
contagieux ; mais je me trompe ! il ne l'a pas prononcé
sans l'observation, mais contre l'observation ; il était égaré
par plusieurs causes de déception. Peut-être voulait-on
rassurer les populations effrayées ? Peut-être, désespérant
de l'humanité, croyait-on que le fils abandonnerait son
père, la femme son époux, la mère son enfant. D'autres
personnes, plus bizarrement organisées, croyaient-elles
détruire la contagion du choléra en la niant, à peu près
comme une perdrix se cachant la tête croit être à l'abri
des coups des chasseurs ? D'autres, probablement, le faisaient par esprit de système ; quand on suppose toutes
les inflammations identiques, quand on suppose que la
petite vérole et des furoncles constituent la même maladie,
on doit reconnaître difficilement que le choléra est contagieux et forme une maladie spécifique. Il n'y a, suivant
eux, qu'une affection morbide et qu'un moyen curatif :
cela serait beau, si cela était vrai ; mais la nature se
moule-t-elle dans notre crâne, et se réduit-elle aux
dimensions de notre petit cerveau.

Au reste, à quoi sert cette discussion ; puisque les cordons sanitaires sont impuissans contre la propagation du
choléra : elle n'aurait de l'importance que dans le cas
où l'on trouverait un moyen efficace ; il faudrait entou-
rer d'un mur les villes envahies par cette terrible maladie ; il faudrait l'approvisionner de comestibles toujours
frais ; il faudrait, ce qui serait encore plus difficile, il
faudrait en chasser la terreur et le désespoir, ces influences morales si aggravantes ou si prédisposantes.

QUELQUES IDÉES

SUR

LA FIÈVRE[*].

Macies et nova febrium
Terris incubuit cohors.

(HORACE.)

Préface.

J'AI cherché, dans cet essai, à rendre raison des phénomènes physiologiques de la fièvre ; cette entreprise est, sans doute, au-dessus de mes forces ; mais cet Opuscule, que je présente en

[*] Cet écrit avait été destiné à former une thèse, il y a au moins trente ans. Soumis à la censure de M. Boyer, il n'obtint pas l'approbation de ce professeur, par les idées neuves alors qu'il contient. M. Boyer était un homme totalement ennemi des hypothèses, quelque spécieuses qu'elles fussent ; elles sont cependant utiles, si, comme les formules algébriques, elles représentent sous une expression simple beaucoup de faits particuliers ; elles aident ainsi l'intelligence humaine, si bornée ; plus on rattache de phénomènes à une formule générale, plus la probabilité de l'aphorisme approche de la certitude, plus enfin notre mémoire est soulagée : on ne lui donne point à porter un fardeau trop lourd.

Je voulais prouver qu'il n'existe pas, entre toutes les fièvres établies par le docteur Pinel, la différence essentielle que ce professeur y admettait ; j'avouerai cependant que, dans chaque fièvre, il était utile de préciser le symptôme prédominant, puisque ce symptôme devait servir de base au traitement.

tremblant, est plutôt une preuve de ma soumission à l'usage qu'une marque de vanité ; je n'ai pas besoin qu'un mauvais plaisant me dise que j'ai donné une marque d'humilité en donnant cet avorton d'ouvrage.

> . . . . *Rudis indigestaque moles,*
> *Nec quiquam nisi pondus iners.*
>
> (OVIDE, Mét.)

J'ai donné une théorie, d'abord parce qu'une pratique assez courte, dans les hôpitaux civils, n'a pas fourni à mon expérience de quoi éclairer celle des autres ; ensuite, parce que, malgré le mépris avec lequel on accueille toutes les théories, je crois que celle qui pourrait ramener tous les phénomènes à un seul phénomène, les soumettre à une seule loi, les présenter sous un même point de vue, rendrait un grand service à la médecine. La pratique de cette science aurait une marche plus sûre, plus ferme, plus précise, parce qu'alors une lumière plus vive éclairerait le but où elle doit diriger ses pas ; tous les phénomènes de la santé et de la maladie, frappant simultanément les yeux du médecin, formant, pour ainsi dire, les corollaires d'un seul théorême, et en divergeant, pour ainsi dire, comme les rayons qui partent d'un point lumineux, indiqueraient rapidement ce qu'il faut faire et ce qu'il faut éviter.

Ainsi, cet insecte à la fois admirable et hideux, nommé araignée, placé au centre d'une toile composée de fils partant circulairement du même point, sent, par l'ébranlement qui se communique au centre, le moindre mouvement imprimé à la circonférence, et

> » *Feel at each thread, and live along the line.* »
>
> (POPE.)

Depuis quelque temps, on a multiplié les observations ; nous en avons de gros recueils ; les in-folio nous débordent : nous pourrions dire, comme le géomètre : Qu'est-ce que cela prouve ? C'est à périr d'ennui. Que nous faut-il donc ? Une théorie qui, fondée sur ces observations, les réunisse toutes, et leur donne la vie qui leur manque ; il faut dérober le feu du ciel pour animer cette statue ; il faut que la main de l'artiste réunisse ces rouages ébauchés par l'ouvrier, et communique au balancier le mouvement qui doit, pour ainsi dire, vivifier la machine.

Depuis quelque temps aussi, on explique tout par les mots de *nature* et de *vie*. Mais qu'est-ce que ces mots signifient? La *nature* ne signifie rien, prise généralement; appliquée à l'individu, elle exprime l'ensemble des organes qui constituent l'animal; la *vie* exprime l'ensemble des mouvemens particuliers, mais toujours coordonnés, qui animent ces organes. Quand on dit que telle chose est ainsi, parce que c'est une conséquence de la nature de l'animal et un résultat de la vie qui l'anime, c'est dire qu'il n'y a point d'effets sans cause, et c'est ce qu'on savait bien; c'est dire que tel phénomène est un résultat du mouvement qui anime les organes, et c'est ce qu'on savait bien encore; mais ce n'est pas expliquer comment ces organes ont pu produire ces phénomènes; ce n'est pas montrer la liaison des effets avec leur cause; et c'est pourtant ce qu'il fallait expliquer.

D'ailleurs, pour bien faire connaître ce que c'est que ce mouvement des organes dont l'ensemble forme la vie, il faudrait faire entrer dans la définition de la vie, comme élémens, la désignation de tous ces mouvemens; comme on est bien loin de les connaître et de connaître les organes qu'ils animent, comme c'est directement ce que la physiologie doit et ne peut expliquer; l'on voit que donner pour raison de ces phénomènes, de ces mouvemens, l'existence de la vie, c'est expliquer *idem* par *idem*, c'est faire une pétition de principe. Ensuite, c'est que, comme le nombre de ces organes décroît, comme leur organisation se simplifie à mesure qu'on parcourt la grande chaîne des êtres organisés, depuis l'homme jusques à la monade, il en résulte qu'il faudrait une définition de la vie différente pour chaque animal.

Je sais bien que Newton s'est servi du mot *attraction*; mais il n'a pas attaché de valeur directe à ce mot, il a voulu seulement indiquer un effet : c'est que les corps éprouvent certains mouvemens réglés, suivant certaines lois invariables, d'après leur distance et leur volume réciproque. Son grand mérite n'est pas d'avoir inventé le nom, mais déterminé, calculé les effets; c'est d'avoir ramené à un seul phénomène tous les phénomènes de l'univers.

On verra bien aussi que, dans ma manière de voir, je suppose une action et une réaction mutuelle des solides et des fluides les uns sur les autres. Comme les artères capillaires et les vaisseaux blancs ne sont pas des canaux insensibles, les liqueurs qu'ils contiennent agissent sur eux; et réciproquement, ils se contractent sur ces liqueurs ou les reçoivent dans eux-mêmes, suivant qu'ils sont plus ou moins stimulés. Je n'adopte donc aucune théorie exclusive, et ne suis ni pour Paul, ni pour Apollon : *Mihi Galba, Otho, Vitellius nec beneficio nec injuriâ cogniti.* (TAC.)

QUELQUES IDÉES

SUR LA FIÈVRE.

La fièvre est la lésion de la fonction qu'on appelle calorification : c'est un changement plus ou moins marqué dans la chaleur du corps humain.

On sait, en effet, que les corps organisés jouissent plus ou moins de la faculté de produire en eux une chaleur plus forte que celle du fluide environnant. On sait aussi que cette chaleur a, dans chaque espèce d'animal, des limites marquées qu'elle atteint toujours et qu'elle n'excède jamais dans l'état sain. Or, cette chaleur, plus ou moins augmentée, plus ou moins diminuée, est, dans la fièvre, un symptôme constant et le seul symptôme constant.

On ajoute à ce symptôme un autre symptôme : le trouble de la circulation sanguine dans les gros vaisseaux, trouble indiqué par les différentes modifications du pouls. Mais ce symptôme, n'étant pas commun à toutes les fièvres, ne peut servir à les définir [*].

Il est bien vrai qu'il y a des fièvres nerveuses qui ne se caractérisent pas par un changement de la chaleur ordinaire du corps. Mais cette objection tombera d'elle-même, si l'on fait attention, 1° que souvent on confond, avec une fièvre essentielle, des fièvres symptomatiques accompa-

[*] On m'a opposé une objection spécieuse : un homme qui court a la peau plus chaude et le pouls accéléré, m'a-t-on dit : il a donc la fièvre ? Eh ! mais, sans doute, il a la fièvre ; mais elle cesse comme la cause momentanée qui l'a causée.

gnant une phlegmasie ; 2º que, dans la plupart des fièvres nerveuses, on rencontre, ou des abcès cérébraux, ou des épanchemens séreux dans les cavités cérébrales, ou au moins un changement dans la densité ordinaire du cerveau. Tout cela n'indique-t-il pas une maladie préexistante à la fièvre. Il est bien vrai que cette maladie ne se signale pas quelquefois par des symptômes bien frappans ; mais on sait bien que les inflammations parenchymateuses des organes essentiels à la vie ont une marche plus insidieuse et des signes bien plus obscurs que les phlegmasies des membranes séreuses qui enveloppent les mêmes organes. Qu'on compare, en effet, l'hépatités avec la péritonite, la péripneumonie avec la pleurésie : on verra, dans les premières, une douleur sourde, obtuse, dont le malade souvent ne se plaint point; et, dans les secondes, une douleur vive, intense, et qui, fortement exprimée par les cris du malade, ne permet pas au médecin de la méconnaître, quelque inattentif qu'il soit.

Si donc la chaleur augmentée ou diminuée est le seul symptôme de la fièvre ; si la régularité du pouls, souvent conservée, indique qu'il n'y a souvent aucun trouble dans la circulation des gros vaisseaux, où donc est la cause de la maladie ? Quel est l'agent destructeur ou la modification terrible qui produit dans l'économie animale ces phénomènes singuliers, si difficiles à expliquer? Quelle cause peut produire à la fois les deux effets opposés qui caractérisent spécialement les paroxismes fébriles réguliers? Ce sont les changemens survenus dans la circulation capillaire : voilà l'origine de ces frissons convulsifs, de cette chaleur excessive et de cette transpiration débilitante qui constituent un accès. C'est ce qu'il faut expliquer.

Le foyer de la chaleur qui anime l'économie animale n'est pas seulement dans le poumon : il est dans toute cette économie elle-même. On sait que le sang veineux, revenant au cœur, est aqueux; que le sang artériel, au contraire, est écumeux; qu'exposé dans un vaisseau artériel sous la machine pneumatique, il a prodigieusement dilaté les membranes du tube qui le contenait. Que prouve cela? Que ce n'est pas par la combustion de l'hydrogène dans le poumon que l'eau de la transpiration pulmonaire se forme; puisque cette eau est déjà contenue dans le sang veineux avant qu'il ait parcouru les vaisseaux pulmonaires; puisque cette eau, contenue en plus dans ce sang veineux, contenue en moins dans le sang artériel, doit se former dans une autre partie de notre économie, à chaque passage du sang par cette partie, au point où se fait la conversion de ce fluide nourricier; car, si elle ne se forme pas ici, nécessairement elle se forme là; cela prouve encore qu'un des buts du travail pulmonaire est la soustraction de cette eau, cela prouve qu'il y a de l'air combiné avec le sang artériel; qu'il y a peut-être encore de l'acide phosphorique formé; que cet acide, combiné avec le sang et le phosphate de fer qu'il contient, empêche la prédominance de l'oxide de fer, et diminue conséquemment l'intensité de la couleur produite par cette prédominance; cela prouve enfin qu'il y a, dans le sang sortant du poumon, de l'air dans un état de demi-combinaison, qui ne se complète que dans les parenchymes, à peu près comme l'acide carbonique dans les eaux minérales gazeuses, qui a perdu seulement son état aériforme.

Je sais bien qu'un globule d'air, introduit dans une veine, a donné une mort convulsive aux animaux soumis à cette épreuve; mais on a, dans ces cas, retrouvé cet air: il n'était nullement combiné avec le sang, et il avait, par conséquent, agi avec toute son énergie sur la substance cérébrale, dans les veines qui parcourent en tous sens cette substance pulpeuse. Or, celui que nous admettons exister dans le sang, au contraire, est intimement mêlé à ce liquide, et ne jouit plus à un degré si haut de ses qualités stimulantes.

La combinaison de cet air, la formation de cette eau ne se faisant pas dans le poumon, n'ayant pas lieu dans les gros vaisseaux où les phénomènes sont purement hydrauliques, n'ayant pas lieu dans ces gros vaisseaux, dis-je, où le sang a toujours la même couleur qu'il avait dans toutes les innombrables ramifications dans lesquelles ces gros vaisseaux se divisent, il faut bien que ce soit dans son passage des vaisseaux d'un ordre dans ceux d'un autre ordre, des vaisseaux artériels dans les vaisseaux veineux ; il faut que ce soit dans le système capillaire.

J'avouerai qu'il y a (au moins cela est probable) une espèce de combustion dans les poumons ; car l'air expiré contient une certaine proportion d'acide carbonique, et tout porte à croire que cet acide est produit par le contact de l'air avec le sang sur la membrane pulmonaire En effet, ce n'est qu'alors que le sang, ayant reçu le chyle nouvellement formé par la digestion, a besoin de se débarrasser du superflu de carbone qu'il contient. Au reste, l'hypothèse contraire s'accorderait également avec mon opinion.

Je sais bien qu'on a fait beaucoup d'objections contre la théorie chimique de la respiration ; qu'on a dit que le poumon, étant le foyer de la chaleur qui anime toute notre organisation, étant, pour ainsi dire, l'astre lumineux qui vivifie ce microcosme de l'économie animale, il devait être l'organe le plus chaud de l'économie. En effet, si la chaleur diminue d'intensité comme le carré des distances, et si le corps a 32 degrés de chaleur au thermomètre de Réaumur, la chaleur qui doit animer le poumon n'a-t-elle pas de quoi étonner le médecin-géomètre qui la calculera d'après ces données ? Ne doit-elle pas l'effrayer ?

Mais il faut remarquer qu'il n'y a qu'une petite quantité de chaleur de produite à chaque respiration, parce que cette même quantité, continuellement renouvelée, suffit pour réparer dans l'économie celle que les corps environnans lui enlèvent à chaque instant ; d'ailleurs, cette chaleur est continuellement entretenue depuis la naissance jusqu'à la mort, sans cesser totalement ; enfin, la nature a donné à la plupart des animaux un vêtement chaud et mauvais conducteur du calorique ; et l'homme, qu'elle en a privé, peut-être pour lui faire trouver un nouveau motif de sociabilité dans ses besoins, dans sa dépendance de ses semblables, dans leurs bienfaits et dans sa reconnaissance, peut-être aussi pour aiguillonner ses facultés par ses besoins, l'homme a su, par son industrie, se procurer ce qu'elle lui avait refusé.

Cela posé, il est facile d'expliquer comment le trouble de la circulation capillaire produit à la fois ces deux phénomènes opposés du frisson et de la chaleur.

Le système capillaire se termine comme l'on sait aux séreux cutanés et nutritifs. En effet, tous les organes nourris par le sang ne reçoivent pas ce sang tout entier. Il y a, entre les vaisseaux arteriels capillaires qui arrosent les organes et les veines correspondantes, un ordre de vaisseaux qui ne sont parcourus que par les fluides blancs. Quand le mésentère de la grenouille dans l'expérience de Boerhaave, quand ce tendon, cette membrane séreuse, découverts dans une opération chirurgicale, quand tous ces organes, qui naguère n'offraient que des vaisseaux sanguins d'un petit volume, vont tout-à-l'heure se silloner, se strier, se recouvrir d'un réseau, d'un méandre inextricable de ces petits vaisseaux, on doit supposer que ces petits vaisseaux existaient et qu'ils étaient remplis d'un autre fluide que le sang, avant l'inflammation qui l'y a appelé. Si l'on se représente en effet la couleur rutilante du sang, si l'on remarque comment cette couleur frappe vivement les yeux, comment elle s'y derobe difficilement, comment une très-faible proportion

de ce fluide réparateur communique cependant une couleur très-frappante et très vive à la masse des fluides
auxquels on le mêle; on verra qu'aucun vaisseau parcouru par le sang ne doit se dérober aux yeux perçans
de l'anatomiste instruit, aux yeux de lynx de l'émulation savante et curieuse : si l'on fait attention combien
une artère traversant le corps vitré se ramifiant sur le
crystallin gênerait la vision, jetterait de trouble dans les
éloignemens et les raprochemens successifs des pinceaux
colorés ou lumineux qui tracent dans l'œil l'image fidèle des objets qui les ont lancés, on verra que ce vaisseau central de la rétine ne peut être parcouru que par
des fluides blancs et transparens.

D'un autre côté l'on sait que plus les vaisseaux sanguins
diminuent de volume plus ils jouissent d'une vive contractilité, et que par conséquent les vaisseaux blancs,
qui les continuent et en sont un prolongement, doivent
jouir d'une contractilité, d'une sensibilité beaucoup plus
énergique encore; l'on sait que des vaisseaux qui contiennent le sang, ce mélange de tous les fluides réparateurs, de tous les liquides secrétés et excrétés, doivent
jouir d'une sensibilité organique moins vive que des canaux qui ne doivent recevoir qu'un seul des fluides, qui
tous réunis ont leurs matériaux dans le sang.

Maintenant, lorsque le sang chargé de molécules trop
stimulantes, par quelque cause que ce soit, ne peut pénétrer dans les vaisseaux capillaires qui trop stimulés
contractent sur lui leur cavité; le dégagement du calorique qui se fait dans ce système capillaire n'a plus lieu;
et les sécrétions ainsi que les exhalations qui se font ou
par ce système capillaire artériel, ou par les vaisseaux
blancs qui en sont une suite, sont interrompues, et de là
encore une diminution dans le dégagement du calorique ;
voilà l'accès de froid.

Lorsque le sang refluant dans les gros vaisseaux opprime le cœur pour ainsi dire, cet organe se réveille, rappelle toute son énergie ; et repoussant fortement le sang dans les ramifications artérielles capillaires, il parvient à vaincre leur résistance. Et voilà l'accès de chaud.

Toutes les exhalations se font et dans le système capillaire et par l'abord du sang. Elles ont été interrompues dans l'accès de froid quand le sang n'y abordait plus, elles reparaissent à la suite de l'accès de chaud quand le sang peut enfin le parcourir librement, et voilà l'accès de sueur. Ainsi s'établit ce mouvement de la circonférence au centre et du centre à la circonférence qui caractérise les accès fébriles.

Il est cependant des cas où l'accès de chaud n'est pas précédé de l'accès de froid ; il est des cas où la transpiration et les autres excrétions continuent toujours à s'opérer ; il est enfin des cas où la peau ne commence pas à pâlir pour rougir après. Les fièvres qui réunissent ces symptômes portent particulièrement le nom d'inflammatoires ou angioténiques. Il faut tâcher de les ramener à notre explication.

Si aucune substance délétère introduite dans le sang et charriée avec ce liquide à tous les vaisseaux capillaires ne les force à se contracter ; mais, si seulement un sang trop abondant, poussé avec trop de véhémence par un organe moteur de la circulation trop vigoureux dans ces vaisseaux momentanément affaiblis, par quelque cause que ce soit, dépasse les limites qui lui étaient tracées dans l'état sain, s'il parcourt des vaisseaux où il n'abordait pas auparavant ; l'on voit que, parcourant plus de vaisseaux capillaires, il doit dégager plus de calorique ; que, s'avançant plus près de l'orifice des vaisseaux exhalans, il doit fournir une exhalation, une transpiration plus abondante ; que, parcourant même les petits vaisseaux blancs, il doit gonfler le tissu cellulaire où ils se ramifient, et soulever, tendre, gonfler, aviver la peau qui recouvre ce tissu cellulaire.

Alors il peut arriver deux circonstances : ou ces petits vaisseaux blancs réagissent sur le sang qui les pénètre, et la fièvre reste purement inflammatoire et se termine heureusement, ou ils ne réagissent pas sur ce sang qui non seulement y reste stagnant, mais qui brise leurs parois, et alors la fièvre devient putride.

Il en est, pour ainsi dire, de même que du phlegmon qui est une fièvre inflammatoire locale, à ce qu'il me paraît. On sait qu'il peut se gangrener par trop ou par trop peu d'inflammation, me pardonnera-t-on à ce sujet une digression, surtout quand cette digression peut jeter un jour plus éclatant sur l'opinion que j'émets.

Qu'est-ce que l'inflammation ? Comment expliquer tous ces phénomènes? Pour bien en connaître la nature il faut examiner les causes qui l'ont développée.

Les causes de l'inflammation sont externes ou internes ; mais comme nous ne connaissons pas ces causes internes, comme nous concevrions difficilement leur manière d'agir, il faut seulement considérer celles qui agissent extérieurement.

Un coup est porté sur une partie ou une épine est enfoncée dans son tissu. Cette lésion doit affaiblir les vaisseaux capillaires voisins. Leur sensibilité diminuée n'est plus stimulée par le sang artériel qui tend à les parcourir ; ils cessent de se contracter sur lui ; alors le sang parcourant cette partie par plus de vaisseaux doit la gonfler davantage ; plus abondamment répandu dans son tissu, il doit y dégager plus de calorique ; il doit en dégager davantage encore, parce qu'il fournit à des sécrétions nouvelles, à des sécrétions plus abondantes, et que ces sécrétions sont accompagnées d'un dégagement de chaleur. Cependant il peut arriver plusieurs cas. 1° Les vaisseaux blancs se contractent sur le sang qui les parcourait, avec leur irritabilité affaiblie, mais bientôt ranimée ; le sang en est chassé, la résolution s'opère.

2º Ou bien ils poussent le sang à peu près comme les vaisseaux capillaires sanguins, et ces mouvemens vitaux modifiés donnent lieu à de nouvelles sécrétions, à de nouveaux produits; et voilà la suppuration. 3º Ou bien restant immobiles sur le sang qu'ils contiennent, ils ne lui impriment point ce mouvement nécessaire à la vie : ce sang immobile entre leur parois délicates acquiert une qualité délétère, rompt leurs parois, s'épanche dans les lames cellulaires que leurs divisions parcourent; et alors se produit cette mort partielle d'une partie qu'on appelle la gangrène. Cette gangrène peut arriver de deux manières cependant. La première, je l'ai dit, c'est parce que les vaisseaux capillaires manquent de force pour réagir sur le sang qu'ils contiennent soit naturellement, soit accidentellement; la seconde c'est, non pas parce qu'ils sont faibles, mais parce que le cœur est trop fort, mais parce qu'ils ne peuvent vaincre par leur énergie ordinaire la violente impulsion qu'il communique au sang; mais parce que la grande quantité de sang, poussée vers la partie irritée, opprime leurs forces pour ainsi dire; mais, enfin, par un excès d'inflammation.

Hippocrate a dit : *E quá corporis parte sudor inest, ibi morbum esse indicat.* C'est-à-dire qu'une sueur partielle indique le lieu de la maladie. Ainsi les phtysiques ont des sueurs abondantes sur la périphérie du thorax; ainsi des paralytiques ont quelquefois tout le côté paralysé couvert d'une sueur abondante, pendant que l'autre moitié du corps ne jouit que de la transpiration insensible; ainsi j'ai vu un apoplectique dont une sueur, mais une sueur abondante, inondait la tête; eh bien! cet aphorisme ne signifie-t-il pas que dans les maladies aigues la sueur indique le lieu du dépôt critique. Alors combien cela ne s'expliquerait-il pas aisément par ce que j'ai dit sur l'inflammation; puisque la sueur indique que le sang abondant dans le système capillaire sanguin fournit abon-

damment aux exhalans les matériaux de leur exhalation ;
puisque cette surabondance du sang indique un affaiblissement de ces canaux; or cet affaiblissement est la cause
de l'inflammation.

On a dit que l'inflammation est une augmentation des
propriétés vitales de la partie affectée. Mais comment
concevoir qu'une lésion puisse augmenter la vie ; que ce
qui commence à attaquer l'organisation, puisse donner
plus d'énergie et plus de facilité dans ses fonctions à l'organe lésé : il y a bien une augmentation apparente de propriétés vitales; mais cette augmentation n'est qu'apparente, et les effets qu'elle produit nous l'apprendront
bientôt. Le moyen de croire en effet que la suppuration,
cette destruction partielle du tissu cellulaire de notre
corps, la gangrène, cette mort partielle de notre corps,
puisse être l'effet d'une vitalité augmentée. Hippocrate
a encore dit : *Sed et si quid doluerit ante morbum, ibi se
figit morbus;* c'est-à-dire que c'est aux parties déjà affai-
blies avant la maladie que les abcès critiques se font :
si la douleur était un effort de la nature pour empêcher
la production de l'abcès, la nature se contrarierait donc
elle-même ; c'est-à-dire qu'en même temps qu'elle produirait un effort critique salutaire ; elle ferait tout ce qui
lui serait possible pour empêcher cet effort ; car la douleur est considérée comme un effort de la nature pour
empêcher les lésions de nos parties : comment d'ailleurs
supposer que c'est aux endroits les plus faibles de notre
corps qu'il va s'établir un excès de force vitale, et qu'une
partie peut être malade de trop de santé?

On demandera comment la fièvre inflammatoire ordinaire, cette espèce de phlegmon universel, se termine
toujours par résolution. Cela est facile à expliquer : c'est
qu'une cause qui agit généralement, partageant son action sur chaque point du corps, agit moins fortement sur
chacun de ces points.

A présent on voit facilement pourquoi les fièvres inflammatoires trop énergiques peuvent devenir putrides;
on voit aussi pourquoi elles deviennent putrides par défaut d'énergie : c'est parce que le système sanguin ou séreux a perdu sa vitalité, et ne réagit pas sur le sang qui
le parcourt ou tend à le parcourir; c'est quand la digestion se faisant imparfaitement ne fournit au sang que peu
de ces molécules régénératrices de tous nos tissus affaiblis
par les progrès des années; c'est quand nos organes secrétoires affaiblis, ne séparant qu'imparfaitement du sang
les débris de la nutrition; ces débris restant dans les tissus, dont ils avaient fait partie, les affaiblissent ou que
le sang en renferme une quantité plus grande que celle
qu'il devrait avoir; car on sait en effet qu'il n'y a rien
de plus nuisible à nos organes que ce qui sort de ces organes eux-mêmes; c'est, en un mot, dans les vieillards,
ou dans les jeunes gens dont les passions violentes et les
excès dans les plaisirs ont fait des vieillards prématurés:
or, dans ce dernier cas, la saignée livre les malades à une
mort certaine à laquelle elle les aurait arrachés dans la
première supposition, dans la supposition où la réaction
est excessive.

Cela expliquera aussi pourquoi Sydenham, d'après Bo-
tal, conseillait la saignée dans les fièvres éminemment
putrides; cela expliquera pourquoi dans un jeune homme
de l'hospice Cochin qu'une péripneumonie adynamique
avait conduit aux portes de la mort, ce fut une saignée
qui le rappela à la vie.

La fièvre se complique de symptômes bilieux, de symptômes muqueux, aussi bien que de symptômes putrides;
et ces symptômes ont fait la base d'une classification:
mais si l'on réfléchit que ces fièvres se changent souvent
les unes dans les autres, que des fièvres éminemment
inflammatoires ou bilieuses deviennent putrides, que des
fièvres tierces, quartes, quotidiennes ou continues se suc-

cèdent souvent dans le même individu ; on reconnaîtra que cette division si utile, parce qu'elle signale aux yeux du praticien le symptôme principal qu'il doit spécialement traiter, n'est pas fondée cependant sur une différence essentielle dans la nature de ces maladies ; et que ces symptômes inflammatoires, bilieux, muqueux ou putrides qui se retrouvent dans les phlegmasies, qui souvent existent indépendamment de toute pyrexie ou phlegmasie, qui ne servent pas de base à une division des phlegmasies, ne doivent pas davantage changer la nature des fièvres ou servir de base à leur division.

Comment cependant se forment ces fièvres accompagnées de symptômes bilieux ? Il faut d'abord observer qu'elle régnent le plus souvent en été, dans l'automne, dans une température de saison très-variable, et chez les individus qui faisant abus d'alimens animaux ne mangent point de ces fruits acidules que la nature bienfaisante semble avoir préparés abondamment dans cette époque de l'année, et seulement à cette époque, comme un aliment propre à diminuer les effets de la saison, comme un remède salutaire aux impressions funestes que les variations athmosphériques peuvent produire sur notre organisation.

Or, dans cette succession continuelle et rapide du chaud et du froid, de sécheresse et d'humidité qui caractérise l'été et l'automne, on doit voir une cause perpétuelle de sueur et de suppression de la transpiration, c'est-à-dire de transports alternatifs du sang du centre à la circonférence, et de la circonférence au centre ; on doit voir, par la température constamment chaude qui a souvent précédé un affaiblissement des organes intérieurs que le sang abandonne pour se porter à la peau ; on doit voir qu'alors le sang, refoulé rapidement de la circonférence au centre par la cause la plus légère, doit affecter spécialement celui des viscères qui, par son organisation,

est le plus accessible aux congestions sanguines; et ce viscère, c'est le foie; cet état se manifeste ou par un léger engorgement du foie, ou par une sécrétion augmentée de la
bile, de cette liqueur destinée à rendre plus digestibles, plus
animalisés les matériaux hétérogènes de la nutrition; les
élémens qui doivent servir à régénérer nos parties et qui
naguère étrangers à ces parties deviennent ainsi semblables
à elles, s'animent de la même vie, jouissent de la même
sensibilité et exécutent les mêmes mouvemens. On doit voir
enfin que la bile devant être d'autant plus abondante
dans sa sécrétion, d'autant plus travaillée dans sa substance, d'autant plus énergique dans ses effets que les matières alimentaires sont moins animalisées, doit le devenir moins, quand ces alimens plus rapprochés de notre
nature exigent un travail moins grand, des moyens
moins puissans pour pouvoir s'y assimiler; que l'abus des
matières animales doit empêcher l'excrétion de ce liquide, et doit produire les symptômes qui caractérisent
son accumulation : comme d'ailleurs dans un corps nourri
d'alimens animaux, plus analogues à sa composition élémentaire, plus rapprochés aussi, par conséquent, de l'état
où ils seront rejetés par les excrétoires, toutes les excrétions doivent être plus abondantes, plus irritantes et
plus composées; pour peu que leur sécrétion ne puisse
s'opérer, pour peu que leur excrétion soit interrompue;
les matériaux de ces excrétions, les molécules qu'elles
doivent évacuer, restant dans l'économie animale, l'affaiblissent, et donnent à la fièvre bilieuse cette tendance
vers la putridité que tous les observateurs ont remarquée:
on voit aussi dans cette fièvre l'affaiblissement des vaisseaux capillaires, par la sueur abondante qui se manifeste dès le commencement, et qui, par conséquent, n'est
pas une crise, mais un symptôme.

La fièvre muqueuse a pour cause d'abord la transpiration cutanée diminuée et qui doit alors être suppléé

par la transpiration des membranes muqueuses ; ensuite, la lésion continuelle de ces membranes muqueuses par l'air humide et chargé de miasmes délétéres qui les baigne continuellement ; enfin, l'abus des alimens végétaux, farineux, qui, en facilitant l'emploi de la bile, facilitent aussi sa sécrétion et son excrétion, mais qui sont débilitans. Au reste, on voit que la transpiration supprimée produit, dans cette fièvre et dans le scorbut, des effets analogues, c'est-à-dire l'affection morbide des membranes muqueuses.

Il reste encore plusieurs choses à expliquer. L'intermittence des accès, par exemple, s'expliquera facilement par tout ce que nous avons dit.

On sait d'abord que, par une loi générale de l'organisme animal que nous ne pouvons expliquer, mais qui soumet tous les mouvemens vitaux à son empire, tant dans l'état sain que dans l'état malade, ces mouvemens se renouvellent périodiquement ; on sait que le sommeil, la faim, la soif, les excrétions, tout cela se fait à la même heure de chaque révolution terrestre ; que cette périodicité se remarque non seulement dans les heures du jour, mais dans les jours eux-mêmes ; on sait que non seulement, dans les maladies aiguës, les grands observateurs retrouvent encore les jours critiques indiqués par les anciens, mais qu'on observe, dans les maladies chroniques, une suite de mouvemens périodiques. Pourquoi, dans l'épilepsie, qui est souvent causée par des exostoses de la cavité crânienne, pourquoi ces causes d'irritation, existant toujours, n'irritent-elles pas toujours ? Pourquoi ne produisent-elles pas toujours ces convulsions effrayantes de tout le système musculaire animal ? Pourquoi, dans cette autre espéce d'épilepsie où l'*aura epileptica* indique souvent au médecin une petite tumeur comprimant une extrémité nerveuse, cette tumeur, la comprimant toujours, ne produit-elle pas toujours et continuellement les accès ?

Pourquoi ces accès sont-ils périodiques? Il faut bien que le cerveau soit périodiquement plus irritable; que cette turgescence cérébrale soit oscillatoire.

Or, pourquoi les fièvres se déroberaient-elles seules à une loi si générale? D'ailleurs, dans ces fièvres intermittentes où une matière délétère portée par le système lymphatique au système sanguin, et par celui-ci à toutes les parties; où les capillaires, se contractant sur cette matière, refusent d'abord de l'admettre, mais, cédant bientôt aux impulsions redoublées du cœur, lui donnent accès vers les exhalans qui la portent hors de l'économie animale; cette matière est périodiquement renouvelée. On sait, en effet, qu'il y a certaines heures de la journée où les émanations marécageuses sont plus actives et plus abondantes; on sait qu'à certaines heures de la journée, le système absorbant est plus actif aussi; or, c'est à ces heures que la cause renouvelée doit aussi renouveler l'effet.

D'ailleurs, il faut une certaine quantité de matière absorbée pour produire les effets de l'absorption. Il en est de même que des matières excrétées. Le sang qui va au cerveau contient les matériaux de l'urine, comme celui qui va aux reins, puisque le sang artériel est identique dans tout le système artériel; cependant ce sang ne nuit pas au cerveau. Si, cette sécrétion cessant de se faire, ses matériaux s'accumulaient dans le sang en trop grande quantité, ils produiraient alors les plus funestes accidens. Je sais bien qu'il y a des virus dont une molécule, pour ainsi dire incommensurable par sa petitesse, suffit pour produire la contagion; mais je ne parle ici que des fièvres intermittentes et des émanations marécageuses qui en sont ordinairement la cause.

Il en est de même aussi des mauvais alimens. Ce n'est qu'après qu'une certaine masse de ces mauvais alimens aura été ingérée, qu'après qu'une certaine quantité de chyle aura été absorbée, qu'ils pourront développer des paroxismes fébriles : or, chaque accès de fièvre se termine par des évacuations critiques qui enlèvent au moins une partie de la matière délétère; il faut un certain temps, et un temps à peu près égal pour que cette matière soit renouvelée par le chyle.

Au reste, il est facile de prouver que le chyle peut beaucoup varier, dans sa composition et dans les proportions des principes composans. On sait d'ailleurs que les absorbans externes absorbent souvent des matières délétères; et l'on n'a pas de raison pour accorder aux absorbans internes une plus grande délicatesse de sensibilité organique, une plus grande sagacité, si l'on peut parler ainsi.

M. Dupuytren a trouvé le chyle opaque dans les carnivores, et limpide dans les granivores. Il a trouvé aussi qu'en changeant leurs alimens, en donnant des matières végétales aux carnivores, et des matières animales aux granivores, leur chyle changeait réciproquement d'apparence. Or, puisqu'il n'y a pas d'effet sans cause, un changement dans l'apparence indique un changement dans la nature.

On a bien fait des expériences avec le tournesol sur des chiens; et cette matière les a tués sans qu'aucuns filets bleuâtres indiquassent son absorption. Mais cette matière était probablement trop irritante : or, dire que les vaisseaux absorbans peuvent absorber autre chose que du chyle, ce n'est pas dire qu'ils peuvent absorber toute autre chose.

A présent commment expliquer les crises qui terminent la maladie : elles se font par les émonctoires naturels, quand la suite de mouvemens vitaux a modifié leur vaisseaux sécrétoires ou la matière à sécréter, de manière à ce que celle-ci puisse passer par ceux-là. Si cette ressource est interdite à la nature, alors un abcès critique sert de surface excrétoire, et de dépôt à la matière morbifique : or, comment cela se fait-il? Dans l'impulsion violente donnée au sang par le cœur, les endroits affaiblis, soit par leur organisation primitive, soit par des maladies antécédentes, doivent céder les premiers; les vaisseaux capillaires rouges et blancs résistent moins, et comme dans le cas d'inflammation locale dont nous avons parlé ci-dessus, les mêmes causes donnent lieu aux mêmes effets; on a même tiré partie de cela dans la pratique, en cherchant à affaiblir une partie peu importante de l'économie pour qu'elle serve d'organe excrétoire et de dépôt à la matière qu'il faut évacuer. Je sais bien que le sang ne va pas d'abord tout entier à cet organe excrétoire; mais dans le mouvement intestin continuel, dans la circulation continuelle des parties de ce liquide, il faut bien que, dans un espace donné de temps, toutes les molécules sanguines passsent par le réseau capillaire qui se développe dans ce nouvel organe sécrétoire, et subissent, par consequent, la dépuration convenable. On peut d'ailleurs y appliquer ce que j'ai dit des sécrétions un peu plus haut.

Quand des évacuations convenables, ou naturelles ou artificielles, ont emporté la matière fébrile, on employe le kina. Il les guérit, lorsqu'il ne reste plus qu'une fièvre d'habitude, pour ainsi dire, quand il ne reste plus que l'affaiblissement du système capillaire produit par les mouvemens vitaux augmentés qui ont long-temps agité l'organisme animal. Il les guérit en leur rendant le ton qu'ils avaient perdu; il les guérit en empêchant la périodicité *.

---

* Au reste, dans les fièvres d'accès chaque paroxisme se termine par une crise; et cette crise vous guérit pour un ou deux jours; voilà les fièvres tierces et quartes : mais les mêmes causes continuellement agissantes reproduisent les mêmes effets. Les fièvres continues sont des fièvres intermittentes dont les accès sont très-rapprochés; dans toutes on remarque des exacerbations et des remissions.

DE L'INFLUENCE

DES PASSIONS

SUR L'ÉCONOMIE ANIMALE.

Introduction.

J'ai fait une Thèse sur les passions. D'autres élèves avaient déjà traité ce sujet ; mais leur travail s'est borné à citer beaucoup d'observations particulières, sans chercher à en tirer des résultats généraux. Ils ont rassemblé des matériaux sans élever l'édifice : or, c'est ce dernier objet que j'ai en vue. On voit pourquoi je n'ai pas cité ces observations : je n'aurais joué que le rôle de simple copiste, et je voulais présenter quelque chose qui m'appartînt. « Vous êtes un habile homme, disait *Montes-* « *quieu*, des compilateurs ; vous venez dans une bibliothèque ; « et vous mettez en haut les livres qui sont en bas ; vous avez « fait-là un beau chef-d'œuvre. «

Il y a dans ma Thèse des digressions ; mais ces digressions étaient nécessaires. Avant de parler de l'effet des passions, j'ai parlé des passions elles-mêmes, et j'ai tenté d'expliquer leur génération dans le cœur humain. L'impression d'un objet sur un de nos sens produit deux choses en nous ; c'est-à-dire, une idée et un sentiment. *Condillac* a prouvé que tous nos raisonnemens n'étaient que ces idées modifiées. Ne serait-il pas possible de prouver que nos passions ne sont aussi que des modifications de ces sentimens primitifs ? J'ai donné quelques idées sur cela ; mais je n'avais, ni assez d'haleine, ni assez de vigueur pour parcourir une carrière si longue et si dangereuse.

J'ai employé un style un peu figuré ; mais peut-on me le reprocher, quand je parle des passions ? Je suis encore jeune d'ailleurs, et je sens qu'il m'aurait été impossible de faire autrement. Enfin, si les réprimandes de *Voltaire* m'humilient, l'exemple de *Buffon* me soutient.

Au reste, je n'ai jamais mieux senti les difficultés de l'art d'écrire que quand j'ai voulu le tenter : il est pénible de se sentir au-dessous de son sujet. Je ne sais pas si nos auteurs en sont devenus plus fiers pour avoir composé leurs ouvrages, et si leur amour paternel se complaît et s'admire dans leurs enfans ; mais je sens que la composition de ce très-mince opuscule a augmenté le sentiment de ma faiblesse et ma timidité naturelle.

N. B. Dans mon texte primitif, j'ai confondu les *passions* et les *mouvemens passionnés* ; une note du texte répare cette erreur, mais ne la répare qu'imparfaitement : il faut que le lecteur aide à la lettre ; ce que j'avais d'abord appelé *passions élémentaires*, sont les *mouvemens passionnés*.

DE L'INFLUENCE

DES PASSIONS

SUR L'ÉCONOMIE ANIMALE.

TOUTES nos sensations sont accompagnées *primitive-ment* * de plaisir et de douleur. La nature, en créant l'homme, a voulu aussi le conserver ; et le plaisir et la douleur sont la voix de cette nature conservatrice et bienfaisante. Ils nous indiquent ce qui peut nous servir ou nous nuire ; ils sont les sentinelles qui veillent à toutes les portes par où peut entrer la mort et la destruction.

Nous désirons le plaisir, et nous fuyons la douleur : nous recherchons les objets qui produisent en nous le premier sentiment ; nous fuyons ceux qui excitent en nous le second. De ces deux sentimens mille et mille fois éprouvés, nous nous formons une espèce d'expérience raisonnée qui dicte à l'avenir nos déterminations : c'est cette expérience du plaisir et de la douleur que nous appelons une passion **.

* En supprimant le mot *primitivement*, on en ferait une proposition erronée : le contact de l'air est douloureux pour l'enfant nouveau-né ; cette douleur détermine le premier acte d'expiration et d'inspiration ; l'expiration doit précéder pour expulser les mucosités des fosses nasales ; c'est un éternuement : mais un aliment, d'abord sapide, devient bientôt insipide ; une plaie, d'abord douloureuse, devient insensible : on aurait tort d'arguer de l'insipidité actuelle de nos sensations, pour en conclure l'insipidité primitive.

** Le mot *passion* vient du latin *pati, patior : souffrir, être affecté passivement ;* dans notre langue, il signifie : affection habituelle, comme *l'amour, l'ambition, l'avarice ;* au contraire, *la joie, la douleur, la crainte, l'espérance* sont des mouvemens passionnés ; ainsi, l'amour vit de crainte, d'espérance, de mélancolie, de joie ; et cette distinction utile n'avait pas été établie avec précision.

Une passion n'est donc que le désir fortement marqué produit en nous par une sensation agréable plusieurs fois répétée ; ou plutôt ce n'est que cette sensation elle-même. La sensation n'est que la sensibilité mise en action : nos passions ne sont donc qu'une modification de cette sensibilité. On voit donc qu'elle est la même chose que cet amour-propre qui joue un si grand rôle et dans les maximes ingénieuses de la *Rochefoucault*, et dans les éloquentes déclamations d'*Helvétius*.

Cependant on voit facilement dans nos besoins et dans nos sensations l'origine des passions qui nous agitent dans l'aurore de la vie ; mais on n'y trouve pas si aisément la source de celles qui agitent si profondément l'âge viril , et qui composent, pour ainsi dire, l'existence morale du vieillard. Le sexe , l'âge , les habitudes, les préjugés et les influences sociales les modifient tellement , qu'elles ne laissent plus apercevoir leurs élémens primitifs.

Nous avons dit que le sexe influe sur les passions ; c'est ce dont on ne peut pas douter. Tout le monde connaît le peu d'énergie et la versatilité des passions des femmes ; et cette règle générale ne souffre que deux exceptions. Il y a deux passions principales qui agissent sur leur caractère avec une constance et une énergie remarquables ; ce sont celles qui ont rapport au but de leur organisation , à leur destination naturelle. La nature , qui a créé la femme pour la conservation de l'espèce , l'a portée à remplir ses vues par deux mobiles puissans , l'amour et l'affection maternelle. Quel est en effet l'infortuné qui n'a jamais senti le bonheur d'aimer et d'être aimé ? Quel est celui qui n'a jamais éprouvé combien leur amour est tendre et profond ? Tandis que l'homme, avare de lui-même dans ces momens mêmes où il semble se donner tout entier, ne goûte que les plaisirs qu'il ressent, la femme, plus généreuse et plus désintéressée , jouit à la fois de la volupté qu'elle éprouve et de celle qu'elle fait éprouver ; savoure en même temps les plaisirs qu'elle donne et ceux qu'elle reçoit. Elle s'attache par les faveurs qu'elle accorde et par les sacrifices qu'elle fait ; lorsque ces faveurs sont pour l'homme qui les reçoit un motif d'ingratitude et d'oubli. Mais si les femmes sont adorables par l'amour, elle sont sublimes par l'amour maternel. Parlerai-je de cette tendresse effusive qui semble s'acroître par les douleurs, et qui trouve dans les longues anxiétés de la grossesse, et dans les déchiremens de l'accouchement, des motifs pour aimer plus vivement le petit être qui les a causés ? Peindraije ces soins continus qui ne se rebutent jamais ; cette prévenance qui prévoit les besoins avant qu'ils se fassent sentir ; cette constance d'affection que le dégoût ne peut étouffer, que l'importunité ne peut lasser, que les caprices ne peuvent affaiblir, que les dangers ne peuvent effrayer ? Non, sans doute ; et je les affaiblirais en les esquissant : une mère seule peut retracer avec fidélité ce qu'elle éprouve si vivement.

Nous voyons que le sexe influe sur les passions ; l'âge n'y influe pas moins. A mesure que nous avançons dans la carriére de la vie, chaque organe, en se développant, fait naître une passion, et l'époque du développement de l'organe coïncide avec celui de la passion qui en dépend. La fable n'a-t-elle pas fait naître la beauté, ou du moins la douce et vive impression qu'elle fait sur nous, des organes générateurs de Saturne, amputés par l'ambitieux Jupiter ? Il y a sur cela une espèce de réciprocité d'action ; et nous voyons aussi chaque passion développée par des causes extérieures, développer l'organe qui lui est subordonné. Si la lecture des romans licencieux, si les spectacles voluptueux, si la musique molle et efféminée, ou des tableaux indécens allument dans notre cœur une nouvelle affection, dans nos sens des désirs inconnus alors, le moral agit sur le physique ; et c'est l'amour lui-même qui développe les organes que la nature a consacrés à ses plaisirs.

On peut objecter qu'il est rare que nous soyons animés d'une seule passion : *Labruyère* a dit que les enfans étaient de petits hommes, et qu'on apercevait chez eux le germe de toutes les passions qu'ils doivent éprouver un jour. Cependant, il faut avouer qu'il y a toujours chez nous une passion qui l'emporte sur toutes les autres, et comme le dit *Pope* ;

> ....One master passion in the *Breast*
> Like Aaron serpent *Swallows* up the rest.

Toutes les autres lui sont sacrifiées ; or, cette passion dominante est déterminée par l'organe prédominant, à chaque époque de la vie.

Ainsi, dans l'enfance, l'énergie de la digestion et le besoin de mouvement déterminés par l'accroissement, nécessitent et ce goût pour les exercices violens, et cette gourmandise grossière que des instituteurs maladroits répriment souvent mal-à-propos,

Ainsi, dans la jeunesse, les organes de la reproduction prennent un développement subit, et le nouveau feu qui les anime, divergeant, pour ainsi dire, dans toute l'économie, en rayons vivifians, imprime à notre organisation cette vie nouvelle, cette nouvelle énergie qui ont souvent guéri des maladies contre lesquelles l'art de la médecine avait échoué, et fait éclore en même temps dans notre cœur cette sensibilité profonde, ces désirs désintéressés, ces sentimens généreux qui caractérisent un premier amour.

L'âge viril arrive, et nous aimons toujours le plaisir ; mais nous le cherchons ailleurs. Nous voulons que les hommes s'accordent à flatter nos goûts ; nous voulons qu'ils nous sacrifient les leurs ; nous recherchons donc la considération et l'autorité qui peut les y déterminer.

Alors cet amour du plaisir qui oublie le but pour s'oc-
cuper des moyens, et qui, se dénaturant, considère les
moyens comme formant le but même qu'il veut tou-
cher ; cet amour du plaisir, qui, après avoir sacrifié
l'amour aux voluptés brutales du libertinage, oublie
bientôt ces voluptés pour ce qui doit les préparer, oublie de jouir pour préparer la jouissance ; cet amour du
plaisir fait naître l'ambition : avec elle naissent l'envie,
la jalousie, la vengeance et tous les sentimens haineux;
et, ce qui est un peu difficile à expliquer, c'est dans
cet âge où se développent les organes abdominaux, que
se développent aussi les passions violentes qui les affectent spécialement.

Enfin, nous vieillissons ; les plaisirs de l'amour ne
nous touchent plus ; nos sens blâsés ne pourraient les
ressentir et les supporter. Nous sommes dégoûtés des
honneurs et des hommes qui les distribuent ; nous avons
senti le vide et l'illusion des premiers ; nous avons fait
la cruelle expérience de l'amitié simulée et de l'égoïsme
intéressé des seconds. Nous cherchons des moyens de
plaisir plus constans, plus solides que les honneurs ;
nous choisissons un ami plus sûr que ceux qui nous ont
trompés autrefois : et cet ami, c'est l'or. Cette soif qui
ne s'éteint jamais, qui s'accroît toujours, même par les
satisfactions qu'elle éprouve, est à-la-fois pour le vieillard une peine et un plaisir. Il jouit des privations qu'il
s'impose ; il ressent tous les plaisirs que son or peut
payer, et il a dans son coffre-fort autant de jouissances
entassées que de pièces d'argent; il éprouve, en un
mot, les seuls plaisirs qu'il peut ressentir, ceux qui accompagnent l'espérance et les désirs.

Voilà les grandes passions qui se partagent la vie humaine : mais elles varient, même dans chaque âge : suivant le tempérament.

On a dit que les ictériques voyaient tout en jaune ; et

cette remarque est vraie en morale comme en pathologie : la durée et la vivacité de nos passions varient avec
le tempérament.

Ainsi l'amour, cette passion délicieuse qui nous énivre par ses jouissances, et dont les peines mêmes ne sont
pas sans attrait, l'amour est vif et volage dans le tempérament sanguin. L'homme qui en est doué aime tout
ce qui est beau, parce que ses sens s'ouvrent à toutes
les beautés de la nature, et que son organisation robuste
et bien proportionnée lui permet tous les plaisirs. L'a-
mour est vif et constant chez le bilieux, chez lequel les
impressions des objets extérieurs ont autant de durée que
de vivacité. Il est constant chez le mélancolique, et
sombre comme lui ; les objets extérieurs ne l'ébranlent
pas facilement ; mais leurs impressions sur lui sont d'autant plus durables, qu'elles ont dû être plus vives, et
qu'elles sont effacées difficilement par de nouvelles impressions. Peut-on donner le nom d'amour à cette flamme
sans chaleur, dont le flegmatique est à peine échauffé,
à peine animé ? Cette passion, ordinairement si vive,
vainc à peine l'indolence de son caractère. Il est constant, mais c'est par paresse ; il n'aime pas assez vivement pour être volage et pour changer ; il serait pénible
pour lui de perdre la douce habitude d'aimer, ou plutôt
de se laisser adorer.

Ce que nous venons de dire nous indique aussi que
l'habitude influe sur les passions. L'habitude, en effet,
nous attache à certains plaisirs d'adoption, en même
temps qu'elle diminue leur vivacité.

Ce buveur de vin ne peut bientôt trouver que dans les
liqueurs spiritueuses un stimulus pour son palais blasé ;
peut-être qu'enfin l'eau-forte seule pourra l'agacer suffisamment. Ce joueur ne peut vivre sans ces émotions
vives, sans cette alternative rapide d'une joie vive et
d'un désespoir concentré, que l'amour du gain, tour-à-

tour satisfait et mécontent, lui fait éprouver. Ces marins accoutumés à l'inconstance des flots, aux variations de ce capricieux élément qui est leur patrie, pourraient-ils supporter la vie, si la crainte de la perdre et la joie de l'avoir recouvrée n'y jetaient un peu de variété. Ils cesseraient de naviguer si leurs vaisseaux étaient plus solides; ils haïraient la mer si elle n'avait plus d'écueils, de rochers, de vents ou d'orages.

Il y a des passions élémentaires et des passions compliquées. Les dernières nous montrent, dans un objet particulier, la source de notre félicité; les autres, variant à chaque instant, forment une suite de mouvemens alternatifs dont la réunion compose, pour ainsi dire, la vie de chaque passion compliquée : ainsi, l'avare, comme l'ambitieux, éprouve des désirs ou des regrets; ainsi l'amour seul pourrait nous retracer cette série continuelle de désirs, de craintes, de regrets, d'espoir et de volupté qui l'agitent tour-à-tour. Mais il est une division plus simple, et qui peut nous diriger plus sûrement vers notre but. *Pope* va nous la fournir; écoutons-le :

« Love, hope and joy fair pleasure smiling train
« Hate, fear and grief, the family of pain ».

Le plaisir et la douleur donnent lieu à deux ordres de passion. Le plaisir produit la joie, la gaieté, la volupté, le bonheur, quand il existe; il donne des regrets ou produit le désespoir, quand il a existé. Enfin, il donne lieu au désir, quand il pourra exister, ou à l'espoir, quand il devra exister.

La douleur donne lieu au chagrin par sa présence Elle nous fait éprouver une sorte de souvenir mélancolique agréable, auquel on n'a pas donné de nom quand elle est passée. Elle nous imprime de la crainte, si elle est incertaine et éloignée; de la terreur, si elle nous menace ; de l'horreur , si elle est de nature à causer à-la-fois de la peine et du dégoût.

Cependant, ces passions prennent la teinte particulière des passions dominantes qui les ont fait naître : ainsi les désirs de l'avare et ceux de l'ambitieux diffèrent beaucoup ; et leurs effets l'indiqueront suffisamment. Le désir d'un bon mets augmente la secrétion de la salive , et celui des plaisirs vénériens stimule particulièrement les organes générateurs.

Toutes les passions qui sont causées par le plaisir, et toutes celles qui sont le résultat de la douleur, ont deux manières d'agir générales, variant cependant suivant leur intensité.

La joie et toutes les passions gaies ont , lorsqu'elles sont modérées, un effet tonique et stimulant sur notre économie ; toutes les fonctions se font plus énergiquement, plus facilement : le cerveau, doucement excité , jouit d'une action modérée ; la joie produit les rapprochemens les plus heureux, les idées les plus brillantes, les bons mots les plus plaisans. La circulation générale et capillaire a plus d'activité : la conjonctive est plus brillante, le coloris des joues plus animé ; les exhalations et les secrétions se font plus abondamment. Les viscères de l'abdomen n'éprouvent pas une influence moins heureuse des effets de la gaieté. Elle influe sur l'estomac et sur tous les organes qui concourent à l'assimilation des alimens ; c'est même une observation triviale que la désopilation de la rate par le secours du rire et des plaisirs modérés.

Si ces passions gaies sont exagérées, l'intensité de leur action peut la rendre nuisible à l'économie animale. On raconte beaucoup d'exemples de personnes mortes de joie. L'amour maternel, l'amour conjugal et cet autre amour qui le précède , ou qui devrait toujours le précéder , comptent dans leurs fastes plusieurs honorables victimes de l'excès de mouvemens qu'ils ont imprimés. Le cerveau, fortement stimulé par l'impression de la joie, devient un centre d'irritation où le sang afflue avec impétuosité. L'épilepsie, l'apoplexie peuvent être la suite de cet afflux sanguin et des changemens rapides qui se font dans sa substance et ses différentes parties : la circulation est troublée, le pouls est fort, mais irrégulier, et les soupirs fréquens qui accompagnent une joie tumultueuse décèlent surtout cette gêne et cette irrégularité dans la circulation pulmonaire. Il serait difficile d'indiquer l'influence des passions gaies exagérées sur les organes abdominaux et générateurs : on sait cependant que la joie de l'amour cause un éréthisme particulier dans les organes de la reproduction, et que la joie maternelle est caractérisée par un plaisir particulier dans les organes de la lactation.

Si la joie, sans être trop vive, est durable, elle diminue moins vivement notre sensibilité; mais sa continuité produit l'ennui ; elle devient insipide pour nous. Aux yeux de l'amant rassasié des plaisirs d'un long commerce avec l'objet aimé, les yeux de sa maîtresse ont perdu leur éclat, ses joues leur coloris : ce sourire charmant n'est plus qu'une grimace d'habitude, et le timbre enchanteur de sa voix n'est plus qu'un bourdonnement monotone appelant le sommeil par sa fatigante continuité; la divinité n'est plus qu'une femme, et la satiété a renversé ses autels; aussi, voyons-nous dans les amans unis par l'hymen, l'amitié, une tendre amitié succéder à l'amour. Nous aimons dans notre épouse, non pas notre amante, mais celle que nous avons adorée autrefois, celle qui nous a payé de retour, notre véritable amie et la mère de nos enfans. Aux yeux de l'ambitieux las des grandes places et des honneurs, ces honneurs mêmes à qui il a tout sacrifié sont une vaine fumée qui n'enivre que les sots : ce sont des bulles de savon émaillées de toutes les couleurs de l'iris faites pour amuser les enfans , que le même souffle qui les a formées détruit en un moment.

Quels sont le plus souvent ceux qui terminent leurs jours ? Quelques victimes du caprice de la destinée ou de la dureté des hommes échappent ainsi à leurs malheurs. Mais ne voit-t-on pas beaucoup d'hommes se lasser d'une vie heureuse passée dans la monotonie des plaisirs, et chercher la mort pour échapper à l'ennui ?

Quand même ils ne se portent pas à ce cruel excès ; quand cet ennui est moins fort sur eux que le cri de la nature et le sentiment de leur conservation, de combien de peines secrètes ne sont-ils pas dévorés ? de combien de soucis ne sont-ils pas rongés ? Ne les voit-on pas , ennemis d'eux-mêmes , se faire des chagrins imaginaires et s'effrayer des fantômes hideux que leur imagination malade a produits ? Une mouche qui vole , une tuile qui tombe , un chien qui crie , leur causent les plus grandes anxiétés ; et , comme ce Sybarite illustre par sa mollesse et son inutilité ; couchés sur leurs lits de roses, ils sont douloureusement froissés par un pétale qui s'est reployé sous eux.

On voit donc naître du sein de la félicité cette délicatesse exagérée de sensibilité, cette impatience de contradiction , cet ennui profond , qui se signalent alternativement par les convulsions effrayantes , ou la profonde mélancolie des maladies nerveuses.

La tristesse opposée à la joie dans sa nature , est encore opposée dans ses effets. Modérée , elle agit sur le cerveau , comme débilitant. L'ennui , le dégoût , la paresse indiquent fortement cette inertie cérébrale aux yeux de l'observateur. Elle produit des effets analogues sur la circulation. La joie , comme la chaleur , établissait dans l'économie un mouvement du centre à la circonférence, et faisait circuler librement le sang dans le labyrinthe des vaisseaux superficiels ; la tristesse , comme l'air froid , repousse le sang dans les gros vaisseaux , et le force d'abandonner les petits canaux entrelacés qu'il parcourait ; ainsi que le fiévreux , le malheureux a son frisson. On sent donc que la circulation pulmonaire doit être gênée dans la tristesse , parce que tous les petits vaisseaux ont des parois moins solides et moins soutenues par le parenchyme de cet organe , pour ainsi dire aérien : les soupirs , qui sont l'expression de la douleur , le prouvent assez. On voit réciproquement les affections du poumon produire les passions tristes ; et tout le monde connaît la mélancolie , la gronderie importune et les haines souvent mal fondées des malheureux phthisiques. Le sang , par son reflux dans les organes intérieurs , n'affecte pas seulement les poumons et, par suite , le cœur; il affecte encore les organes abdominaux , et spécialement le foie , organe qui jouit d'un double apareil de vaisseaux circulatoires , et qui manque d'organe moteur à l'origine d'un de ces appareils. Ainsi , la tristesse produit des ictères et des engorgemens du foie. Le défaut d'exercice et de mouvement dans la tristesse modérée concourt aussi à les produire. Alors les parois abdominales, successivement contractées et relâchées, et correspondant par un mouvement inverse avec le diaphragme, dans l'état normal, agissent moins sur les organes contenus dans la cavité qu'ils concourent à former, et ces organes doivent, par conséquent, s'engorger encore plus.

Si les passions tristes ont une action vive et subite, si elles compriment violemment notre poitrine, le sang, repoussé au cerveau, y fait naître ces congestions sanguines, ces apoplexies foudroyantes dont la rapidité ne laisse pas à la médecine le temps d'employer ses secours, et dont la violence les élude tous ; elles font naître dans la poitrine ces anévrismes subits qui nous précipitent subitement du sommet de la vie dans le gouffre effrayant de la mort.

Les passions, par leur influence prolongée, affectent encore plus profondément l'économie. L'on sait combien une méditation profonde et soutenue fatigue le cerveau, surtout lorsqu'elle s'applique continuellement au même objet ; l'on sait que si des littérateurs illustres par le nombre et la beauté de leurs productions ont pu suffire à leurs travaux, c'est par leur variété ; leur cerveau n'échappait à la fatigue de tant de méditations que par la diversité des choses qui en étaient l'objet. Ne semblerait-il donc pas qu'il y a dans le cerveau différens centres de sensibilité, différens départemens, et que chaque point de cet organe a des offices différens ? Cela expliquerait aussi pourquoi ceux qui s'occupent continuellement de l'idée de leurs malheurs, qui tournent dans leur sein le poignard que la main des hommes ou l'arrêt du sort y a enfoncé, sont souvent attaqués de l'espèce de maladie qu'on appelle mélancolie ; la même partie du cerveau, continuellement irritée par les mêmes objets, doit devenir un centre d'irritation où le sang affluera en plus grande quantité ; l'inflammation va s'en emparer, et cette inflammation doit troubler les mouvemens de cet organe, dont elle désorganise une partie. On voit alors clairement pourquoi ils ne déraisonnent que sur un objet. Ces mêmes passions, par leur continuité, influent aussi sur la circulation. Les soupirs dont s'accompagne une douleur concentrée, en signalant l'embarras de la circulation pulmonaire, indiquent aussi la cause de ces anévrismes frequens dont on a vu tant d'exemples pendant les orages dévastateurs et les calmes non moins terribles de la révolution.

En analysant les effets généraux des passions lorsqu'elles sont modérées, on verra qu'elles ont une action opposée ; que les passions gaies animent modérément le cerveau, la circulation, la digestion, et, par conséquent, sont toniques et stimulantes, à peu près comme

> .... un vin vieux qui rajeunit les sens.　　Volt.

Les passions tristes, au contraire, exercent une action débilitante sur toute l'économie ; elles donnent lieu aux fièvres ataxiques, en affaiblissant le cerveau ; aux anévrismes, à l'hémophthysie, en troublant la circulation thoracique ; aux engorgemens des organes abdominaux, en accumulant le sang dans leur système circulatoire affaibli, en privant ces organes de l'exercice qui pourrait les désopiler.

Mais lorsque ces passions exercent une action vive et subite, gaies ou tristes, elles produisent les mêmes effets. On a vu qu'elles troublent la circulation, en excitant une contraction spasmodique dans le diaphragme ; et les soupirs fréquens, les sanglots qui accompagnent aussi bien une joie vive et subite qu'une douleur imprévue, le prouvent assez. On a vu aussi qu'elles agissent souvent sur le centre de la sensibilité, de manière à détruire son action, en l'excitant trop violemment.

Après avoir considéré généralement les effets des passions, il faudrait analyser successivement chaque passion rangée sous les deux classes que nous avons établies : des propositions générales sont une esquisse inanimée ; des applications particulières lui donnent ce coloris enchanteur qui retrace vivement à nos yeux les objets dont elle ne rendait que les contours. Mais on manque d'exemples précis pour fonder une analyse de l'action qu'exerce chacun des individus composant les deux grandes familles que nous avons établies.

Cependant on sait déjà que le rire est l'expression de la joie enfantine ; on sait que l'amour exprime également par des soupirs la volupté de la jouissance, les désirs qui l'appellent, et les regrets qui la poursuivent. L'amour maternel se signale par des impressions dans la gorge,

et la joie que fait éprouver à sa mère un fils respec-
tueux et soumis, ou les chagrins que lui cause un enfant
indocile et pervers, se fait souvent sentir, chez quelques
femmes, dans les mamelles qui l'ont allaité. On a vu la
colère donner la jaunisse ; une peur vive ou de longs chagrins faire blanchir les cheveux de quelques individus
violemment comprimés entre la douleur et la dissimu-
lation.

Mais ce qui rend plus difficile la détermination des effets
de chaque passion, c'est qu'ils varient suivant les tempéramens. La colère, cette passion qui n'est que la réaction
de la sensibilité opprimée, prend la teinte du caractère
qu'elle stimule momentanément ; tandis qu'en colorant le
visage, en augmentant l'énergie cérébrale et les forces
musculaires, elle annonce un individu vigoureux ; elle
décèle, en les faisant pâlir, les individus faibles, leur caractère débile et leur faible organisation. Il en est de
même de l'amour de la gloire ; il devient émulation chez
ceux qui sentent en eux-mêmes la force et le courage de
surpasser leurs rivaux ; il devient basse envie, haine cachée, chez ceux qui, dans le sentiment de leur impuis-
sance, cherchent à nuire à ceux qu'ils ne peuvent égaler.

L'action des passions sur les différens systèmes et les
différens appareils de l'économie animale est assez difficile
à déterminer : il faut pourtant en dire quelque chose.

Les passions gaies animent et colorent la peau. Les passions tristes la décolorent, la rendent froide, excitent sa
contractilité insensible, et font venir, comme on le dit,
la *chair de poule*, en faisant faire saillie aux bulbes des
poils et aux papilles nerveuses dont elle est criblée.

Par la même raison qu'elle diminue la transpiration
cutanée, la tristesse doit augmenter l'exhalation et la
secrétion des membranes muqueuses. J'ai vu une femme
à qui la nouvelle de la mort de son mari donna une

diarrhée violente, et une autre femme à qui la moindre peine donnait des flueurs blanches.

Les passions agissent sur les muscles et sur les nerfs ; mais, comme les seconds agissent sur les premiers, l'action isolée des passions sur chacun de ces deux systèmes est difficile à déterminer avec précision. D'un autre côté, l'action des passions sur les nerfs se confond avec leur action sur le cerveau ; c'est-à-dire, avec la sensation primitive, et concourt à obscurcir la question.

Les passions gaies, mais surtout les tristes, agissent sur les nerfs ; et voilà tout ce que nous savons. Qui n'a pas connu ces femmes vaporeuses, et ces hypocondriaques, malheureux, pour ainsi dire, de trop de bonheur, à qui le moindre bruit, le moindre chagrin donne des convulsions. Il semble que la nature nous ait donné à tous une certaine portion de sensibilité à dépenser, pour m'exprimer ainsi. Cette sensibilité, accumulée chez les personnes qui font leur étude d'éviter tout ce qui pourrait l'affecter désagréablement, s'irrite par le moindre frottement, et, comprimée par le plus léger obstacle, elle fait ces explosions tumultueuses qui leur rendent la vie si douloureuse et si pénible.

Les passions gaies s'expriment par des contractions musculaires, faciles et réitérées : c'est le langage le plus expressif de la joie de l'enfance ; et ce langage nous est commun avec les animaux. Le chien qui retrouve son maître après une longue absence, témoigne, par ses sauts, par le mouvement de sa queue, sa joie et son amitié.

La tristesse est suivie, au contraire, d'une grande faiblesse de contractilité musculaire. Les bras lui tombent du corps de surprise et de chagrin, dit le peuple ; et la terreur, en nous imprimant un sentiment terrible du danger qui nous menace, nous ôte le plus souvent le courage de fuir.

La tristesse ne diminue pas seulement la contractilité

des muscles de la vie animale ; elle influe aussi sur ceux de la vie organique. Une peur violente est accompagnée du relâchement du sphincter de l'anus ; cependant cet effet-là n'est pas constant ; elle produit quelquefois un effet opposé. Soit que cet effet soit dû au sphincter, soit qu'il appartienne aux muscles voisins, on a vu la peur déterminer une contraction spasmodique des parties molles environnant inférieurement le bassin.

Mais il est une partie du corps où ces contractions musculaires se dessinent énergiquement. Les passions influent spécialement sur les muscles de la face. Elle est la toile où se peignent les tempêtes qu'elles ont élevées dans notre cœur. On a remarqué que la joie dilate transversalement tous nos traits ; pendant que la tristesse les alonge perpendiculairement. Dans le premier cas, les muscles sont actifs. Tandis que le zigomatique et le buccinateur tirent en dehors et en haut l'angle des lèvres, le carré, l'incisif, le canin et la houppe du menton donnent à la bouche la douce inflexion qui caractérise le souris. Dans la tristesse, au contraire, il paraît qu'excepté le triangulaire du menton, tous les muscles sont inactifs. La même cause qui nous fait tomber les bras du corps alonge de même perpendiculairement toutes les parties de la physionomie.

De même, cependant, que toutes les passions violentes, gaies ou tristes, ont un effet apparent semblable sur notre économie, de même aussi elles ont une expression semblable sur notre visage : dans la lésion du diaphragme, on voit le ris sardonique ; on voit la douleur creuser sur tous nos traits les mêmes sillons qu'y avait tracés une joie excessive : on voit, au Muséum du Louvre, l'expression du rire sur le visage du juge prévaricateur écorché. Ne sait-on pas qu'*Annibal*, à la ruine de sa patrie, riait lorsque ses concitoyens pleuraient.

Mais le plus souvent elles ont une expression propre qu'il est impossible de ne pas remarquer.

Ainsi, dans la colère, les mâchoires sont fermées l'une contre l'autre, tandis que les lèvres sont légèrement ouvertes; les ailes du nez sont dilatées; les paupières sont très-ouvertes, les yeux fixes et quelquefois étincelans; ce dernier effet n'a pas été assez remarqué, et l'on n'a pas cherché à l'expliquer, pas plus que la lueur phosphorique des yeux du chat.

Ainsi, l'admiration s'exprime par une forte ouverture des yeux, due probablement au releveur de la paupière supérieure; par un sourcil élevé, mais également arqué, dù à une contraction du muscle frontal; par une ouverture disproportionnée de la bouche, due au relâchement des muscles qui meuvent cette partie de la figure.

Si l'on voulait analyser les passions par l'expression qu'elles donnent à la physionomie, on trouverait dans celle de l'admiration, celle des deux passions qui concourent à la former. La bouche béante indique la surprise, et l'œil fortement ouvert indique l'attention soutenue : deux élémens de l'admiration.

La terreur montrerait de même, dans son expression, celles des passions élémentaires qui la composent. L'ouverture des yeux indique la forte attention; le sourcil plus élevé vers l'angle externe, la crainte; la bouche béante et les plis qui se forment à ses deux angles, l'attention forte, qui sont, pour ainsi dire, les élémens de la terreur.

L'horreur, qui n'est que la terreur accompagnée de dégoût, annonce ce dégoût par une légère proéminence des lèvres en avant, ajoutée aux autres indices physionomiques de la terreur.

On voit par-là combien le D. Gall s'est trompé, en plaçant dans le cerveau les organes de plusieurs passions. La forme du crâne ne peut exprimer que le degré des facultés intellectuelles, que la physionomie de l'esprit : encore il faut supposer que les différens sinus creusés dans cette boîte osseuse ne dérobent pas à la main de l'observateur la forme de l'organe important qu'elle renferme ; il faut supposer que les organes dont la proportion indique celles des différentes facultés qui leur sont attachés, se trouvent à la voûte du cerveau ; ce qui est contraire aux faits, par lesquels la physiologie noüs apprend que c'est à la base du cerveau qu'il faut chercher ses parties essentielles. Mais si la physionomie de l'esprit est tracée sur la périphérie du cerveau, la physionomie du caractère et des différentes passions qui le caractérisent se trouve sur la figure. C'est sur elle que se peignent nos vices, nos vertus et nos affections. Les sillons que nos passions ont tracés sur notre visage indiquent les orages qu'elles ont élevés dans notre cœur *.

Que les passions agissent sur le système capillaire sanguin, c'est ce dont on ne peut douter. Pendant que les passions tristes ralentissent la circulation dans ce système, les passions gaies augmentent son activité. On a vu des peines concentrées produire le scorbut ; et l'on sait que cette maladie se caractérise par de légères hémorrhagies, que la rupture ou l'inactivité du système capillaire a produites.

Ce qui prouve cette influence, c'est que, pendant que, par l'effet de la crainte, on voit pâlir la figure, partie du corps où le système capillaire, plus superficiel et couvert seulement d'un épiderme délicat, montre plus à nu les différens flux et reflux sanguins qu'y produit l'influence des passions ; pendant, dis-je, que la crainte fait pâlir le visage, la colère l'enflamme, la joie l'anime et le colore. La pudeur, en semant des roses sur le visage d'une jeune fille, indique les nouveaux désirs qui l'agitent et la timidité qui les accompagne ; et tandis que l'homme ne sait exprimer son amour qu'avec des mots, la beauté qui rougit fait le plus doux des aveux.

---

* La division des facultés affectives par le docteur Gall n'est pas complète ; cela tient peut-être aux raisons énoncées dans cet alinéa ; nous ignorerons toujours les affections dont les organes se trouvent à la base du crâne, et, par conséquent, la division ne formera jamais un système complet.

Il serait assez difficile de déterminer l'action des passions sur les autres systèmes de l'économie : leur peu de sensibilité, leurs propriétés vitales peu marquées se laissent difficilement modifier par leur action.

Si nous interrogions les organes à présent, nous verrions les passions tristes affecter le cerveau et donner lieu aux fièvres nerveuses qui paraissent avoir leur siége dans cet organe important ; affecter le foie et produire des jaunisses opiniâtres ou des engorgemens incurables ; produire des hémophthysies et des phthisies, en influençant les poumons.

Nous verrions surtout les passions affecter les appareils tout entiers ; le chagrin faire verser des larmes ; l'aspect d'un bon mets augmenter la secrétion salivaire ; un accès de colère augmenter la secrétion de la bile, et des désirs voluptueux à l'aspect d'une femme charmante stimuler vivement toutes les parties de l'appareil générateur. Nous verrions, chez ce sexe aimable, à qui la nature a donné le soin de créer l'homme, celui de l'élever, et enfin celui de le rendre heureux, éprouver dans l'organe générateur qui l'a porté, et dans l'organe qui lui a fourni ses premiers alimens, la joie dont l'enfant énivre son cœur maternel, et toutes les peines qu'il lui fait éprouver.

Après avoir parlé de l'influence de nos passions sur notre économie, il faudrait parler de l'influence des passions de nos semblables sur cette même économie. L'expression d'une passion excite souvent une passion semblable chez le spectateur désintéressé. Nous avons chez nous un instinct d'imitation qui nous rend communs, et les sentimens et les actions de ceux dont nous sommes entourés. Et sans parler des enfans, le professeur *Dumas* parle d'un homme qu'une force irrésistible portait à imiter tous les mouvemens qu'il voyait faire devant lui, et qui, pour converser avec ses amis, était obligé de leur tourner le dos. On pourrait encore citer l'observation de *Boerhaave* sur la contagion des maladies nerveuses et sur leur facile communication.

On sait aussi que *Condillac* a prouvé que c'était à cet instinct imitatif que nous devions notre supériorité sur les animaux. Si tout homme, en effet, était comme chaque animal, obligé de parcourir la même carrière parcourue par l'homme qui l'a précédé, il n'irait pas plus loin que lui ; ce serait toujours à recommencer : nous n'aurions pas l'avantage de posséder la masse de connaissances mises, pour ainsi dire, bout-à-bout de tous ceux qui nous ont ouvert le chemin si pénible de la vie.

Mais on ne sait peut-être pas que c'est à ce même instinct imitatif que nous devons nos vertus. Si, en effet, nous souffrons quand nous voyons souffrir ; si nous partageons le bonheur de nos amis ; si l'expression de la joie sur leur visage fait éclore une joie pareille dans notre cœur ; n'est-ce pas la source de ce sentiment invincible qui nous porte à secourir le malheur et à faire des heureux ? N'est-ce pas-là le germe de cette passion généreuse qu'on appelle humanité ?

Il faudrait à présent parler de l'art de vaincre les passions, ou en agissant sur le physique pour agir sur le moral, ou en les combattant l'une par l'autre, et comme les marins, en faisant route par les vents les plus opposés. On sent bien d'abord qu'en employant chez des adolescens des alimens peu stimulans, peu assaisonnés ; en les employant continuellement ; en exerçant continuellement ces jeunes gens par un travail modéré qui appelle les forces vitales vers d'autres points, et empêche par-là les organes de la génération de devenir un centre d'irritation, on diminuera sur leur jeune âge la première influence de ces organes rapidement développés, et de la passion impétueuse qui se développe avec eux. On sent bien aussi que les exercices agréables et les voyages vaincront facilement ces passions tristes et concentrées qui ont leur siége dans les viscères de l'abdomen, en diminuant les engorgemens qui les ont envahis. J'aurais pu en dire davantage, mais les bornes de ma dissertation ne me permettent pas de m'étendre sur une matière peu éclairée et réservée pour les maîtres de l'art.

L'on pourrait enfin considérer les passions comme moyen thérapeutique. Il faudrait dire qu'on employe la peur ; c'est-à-dire, cette passion qui diminue les forces musculaires, en diminuant l'énergie cérebrale, dans ces manies furieuses où les muscles acquièrent une force incalculable de con-tractilité ; que cette même passion de la peur, en excitant une contraction spasmodique du diaphragme, a guéri des hoquets convulsifs, des fièvres intermittentes, des épi-lepsies imitatives. Cependant le médecin doit employer généralement les passions gaies ; il doit apporter à ses malades aussi bien les consolations du cœur que les re-mèdes du corps ; la main de l'amitié est aussi douce à une âme ulcérée, que la main du chirurgien instruit pour les plaies douloureuses qu'elle fomente et qu'elle guérit. La gaîté calme est un cordial aussi restaurant pour un cœur abattu, que les aromates des deux Indes pour ce corps affaibli par de longs chagrins, de longues maladies, de longs travaux, ou rongé par les besoins multipliés et les privations continuelles d'une longue et dure pau-vreté.

Au reste, on verra facilement que ce reflux continuel de la circonférence au centre, et du centre à la circon-férence, produit par cette série continuelle et alternative de passions mélancoliques ou gaies, est utile à la santé de l'individu, en établissant une oscillation continuelle des solides, et un mouvement continuel des fluides qu'ils contiennent, et sur lesquels ils réagissent. On verra que cette série n'est pas moins utile à ces grands corps po-litiques qu'on appelle des sociétés, en faisant naître la vie et l'abondance du choc de toutes ces passions, de tous ces intérêts opposés. Ces passions ne deviennent dangereuses que par leur excès : c'est un vin généreux qui rajeunit les forces lorsqu'il est pris en petite quantité ; mais qui les anéantit quand l'ivrognerie le reçoit des mains de la prodigalité.

ÉTUDES

SUR L'HOMME.

Comment se fait-il que l'homme ne voyant d'abord dans la nature que des individus, trouvant ensuite que ces individus ont quelque chose de commun, se serve de ce quelque chose de commun comme un moyen de classification, et donne aux classes qu'il forme la plus grande généralité possible. La manière dont se forment nos idées doit nous servir à en expliquer la génération : ce saut immense d'une idée individuelle à une idée générale, à une abstraction métaphysique est un problème curieux.

Un homme nouvellement créé (c'est une supposition philosophique) voit un arbre pour la première fois; comme il n'en a pas vu d'autres, comme il ignore s'il y en a d'autres, cet arbre est pour lui un individu isolé, un être à part.

Mais bientôt il voit un autre arbre; il peut croire d'abord que c'est le même; car, novice encore dans l'art de voir, il éprouve une sensation semblable, et il n'en voit pas les différences.

Mais, si, après cette perception confuse, il s'apperçoit que c'est un autre arbre, plus frappé de l'analogie de ces sensations que de leur dissemblance, il forme une classe générale aussi étendue qu'il peut, et qualifiera non seulement ces individus, mais tous les individus de même nature du nom *d'arbres*. Voilà donc un mot, d'abord individuel, devenu un mot commun, très-commun, le plus commun que peut l'établir son inventeur : il a un vocabulaire très-pauvre, il l'utilise.

Quand un examen minutieux, une analyse détaillée lui aura montré dans cette classe d'individus des différences qu'un œil peu exercé n'aperçoit pas, il fera des coupures, il établira des divisions, il créera des genres, des espèces, et deviendra enfin un émule de Linné *.

* Quand nous disons *la toile est blanche*, nous paraissons faire ce que les grammairiens appellent une proposition, ce que les logiciens appellent un jugement; et pourtant il n'en est rien. Cela ne tiendrait-il point à la structure de nos langues modernes; dans l'origine des idiomes, cette proposition ne pouvait-elle pas s'exprimer par un seul mot, comme la pensée; les interjections seraient un reste de ces mots primitifs.

Mais dans cette hypothèse y avait-il jugement? Après avoir reçu la sensation, l'intelligence l'avait-elle élaborée par une espèce de digestion, pour ainsi dire? Avions-nous d'abord eu la sensation du blanc, ensuite la sensation d'un tissu; en troisième lieu la sensation d'un tissu de toile; et enfin avions-nous superposé l'un sur l'autre, comme une ouvrière son étoffe sur son patron? Je ne le crois pas; la sensation était unique, formée d'un seul jet; il y a même des langues où dans l'énonciation d'une sensation, il suffit d'un mot. Si dans l'énonciation d'une sensation, la multiplicité des mots était la preuve d'un travail intellectuel; *à fortiori* dans la langue écrite, il faudrait regarder comme autant de jugemens chaque lettre qui sert à écrire les mots dont la proposition se compose. Je ne vois pas de différence entre les mots dans un cas, et ces lettres dans l'autre cas.

Dans l'ordre de nos sensations, le blanc a pu probablement être la première, parce qu'elle a été celle qui nous a frappés le plus vivement. Une idée se forme de toutes les sensations qu'un seul corps imprime à chacun de nos sens; la simultanéité de ces sensations fait que nous les rapportons toutes à une même cause.

Cela ne prouverait-il pas que les langues analysent ce qui est simple; qu'elles sont comme le disait Condillac, sans le prouver, des méthodes analytiques? On pourrait trouver de l'analogie entre la manière dont les langues se sont formées, et la manière dont on les a écrites; l'écriture hiéroglyphique a précédé l'écriture

Remarquez cependant la route qu'a parcourue son intelligence ; il n'avait d'abord vu qu'un individu ; il avait ensuite établi une classe aussi générale qu'il l'avait pu ; enfin, il crée des divisions et des genres. D'une idée la plus limitée possible, il avait sauté brusquement à une idée la plus générale possible.

Nous mêmes, avec l'expérience des sens et de leurs rapports combinés, ne marchons-nous pas de la même allure ? Nous voyons un objet de loin ; nous disons : voilà quelque chose de blanc ; nous en approchons, et nous disons voilà une toile blanche ; nous en approchons de plus près, et nous disons : cette toile est une chemise ou un corset ; enfin les yeux dessus, nous prononçons que cette toile est de coton, ou de lin : notez encore que c'était un mot abstrait que ce quelque chose de blanc ; nous le qualifions de blanc, sans penser à sa substance, à sa pesanteur, à ses autres qualités physiques : la nature nous faisait faire ce que l'art paraît réclamer comme son domaine ; d'instinct, nous faisions une abstraction ; une suite de sensations suppléait chez nous à ce qu'on appelle raisonnement.

Les anciens avaient procédé d'après ces règles. Ils avaient examiné de loin tous les corps de la nature ; mais, comme cet examen était superficiel, ils n'avaient pas reconnu que beaucoup de corps, l'eau, par exemple, pouvaient avoir la forme solide (la glace), la forme liquide (l'eau), et enfin la forme gazeuse (les vapeurs aqueuses) : ces dernières formes leur étaient inconnues. Ils avaient imaginé une substance générale qui, la même dans tous les corps, ne variait dans chacun d'eux que par ses modifications : ils s'é-

phonétique. Les Chinois en sont restés à l'écriture hiéroglyphique ; les peuples orientaux sont immobiles dans leur civilisation ; comment y sont-ils parvenus ? C'est un problème aussi difficile qu'intéressant.

taient arrêtés comme par enchantement à cette abstraction générale, sans examiner si elle n'admettait pas plusieurs divisions essentielles. Cela tenait peut-être à ce qu'ils cherchaient la vérité plutôt dans leur tête que dans l'étude des corps naturels.

Le vulgaire voyant un minéral, ne voit que la masse, la pesanteur, la dureté; le minéralogiste y voit quelque chose de plus; l'examinant plus scrupuleusement, il y voit des différences qui échappent à un œil peu exercé. Le cristallographe vient ensuite qui le dissèque à sa manière, en trouve les molécules élémentaires, en mesure les angles, en apprécie la transparence, en calcule la réfraction simple ou double, enfin vient le chimiste qui en détruit la masse, en anéantit la cohésion, en distingue les molécules immédiates et les élémens primitifs, voit leurs actions et réactions mutuelles, les apprécie, les pése, et s'explique à lui-même comment de ces élémens différens, de leurs influences réciproques, se forme un tout, le minéral qu'il a soumis à son examen.

Les anciens, au contraire, ne voyaient qu'un seul élément, toujours le même dans sa nature, ne variant que par ses modifications : comme l'ignorance grossière ne voit que des individus, l'instruction élémentaire ne voit que de grandes classes; l'homme profondément instruit voit les genres et les espèces; c'est pourtant un phénomène intellectuel bien remarquable, un problème bien obscur que cette disposition de l'esprit humain à passer de la connaissance des corps naturels isolés, à la plus grande généralisation, la plus grande abstraction possible.

Les philosophes de l'antiquité et les philosophastres de nos siècles de barbarie faisaient résulter tous les phénomènes naturels des dimensions grossières des corps, de leur pesanteur; tout était pour eux un résultat des lois du mouvement. Se seraient-ils imaginés, par exemple, que deux corps aimantés manifestaient, pour ainsi dire, une espèce d'amitié ou d'inimitié, s'attiraient ou se repoussaient suivant qu'ils se touchaient par un côté ou par l'autre; auraient-ils cru qu'en frottant du verre, il en émanait un fluide invisible à nos yeux, insaisissable à nos mains, que pourtant nous pouvons accumuler, diviser, dissiper, transmettre à volonté, dont les effets frappent nos yeux, dont l'odeur alliacée frappe notre odorat, dont notre peau reçoit les piqûres et nos muscles les secousses convulsives; tout cela pourtant ne peut résulter ni de la masse, ni de la dimension, ni de la direction; ou si ces modifications influent, elles n'influent que secondairement.

La masse, la dimension, la direction, ai-je dit? Je me trompe. Berthollet a prouvé que la masse, la dimension influaient sur les phénomènes les plus intimes des corps, et que la direction influait par exemple sur les phénomènes de l'aimant; mais les penseurs de l'antiquité, mais les métaphysiciens des siècles de barbarie, mais les disciples de Stalh auraient-ils pu croire à cette influence?

Citerai-je ici la découverte de Galvani, et les développemens scientifiques de cette découverte par Volta? Comment se fait-il que deux métaux en contact se trouvent par le fait même de ce contact pénétrés d'un fluide différent? Comment se fait-il que ces deux fluides antipathiques, pour ainsi dire, sympathisent toujours ensemble de proportions et de voisinage? Comment se fait-il que ce que l'on remarque dans les métaux se retrouve dans tous les corps de la nature mis en rapport l'un avec l'autre, quoique cet effet si faible quelquefois échappe à nos moyens grossiers d'investigation? Comment se fait-il que dans toutes les actions et réactions chimiques (car dans la dissolution d'un métal par un acide, le métal agit sur l'acide comme l'acide sur le métal), comment se fait-il qu'on retrouve les phénomènes galvaniques s'accroissant, persistant et décroissant parallèlement avec les phénomènes chimiques? Tous ces phénomènes établissent, pour ainsi dire, une individualité dans chacun des corps dont le mélange plus ou moins intime compose ce que l'on appelle la matière; mélange qui n'est point identique dans toutes ses parties, comme le croyaient les anciens.

Il résulte de là une considération importante; c'est que nous ne connaîtrons jamais complètement un seul corps; car, pour avoir une idée complète de ses propriétés, il faudrait le mettre en contact avec tous les corps de la nature, en contact de masse et de molécules; or, c'est ce que nous ne pourrons jamais faire, puisque nous n'avons pas dans notre main tous les corps de la nature, que nous ne les connaissons même pas. Nous n'aurons donc jamais, suivant le langage de l'école, une idée adéquate d'aucun corps naturel; mais il faut nous contenter de ce que nous avons; si nous ne pouvons prendre la lune avec les dents, ce n'est pas une raison pour ne pas la voir, en jouir, et profiter de sa douce lumière; l'astre des amans les verra toujours s'abandonner à ses mélancoliques influences.

Voilà bien des pourquoi à résoudre en effet et des pourquoi insolubles; mais il en est de même de presque tous les phénomènes naturels; nous ne connaissons la cause de rien; nous connaissons seulement les effets, les corps qui les produisent et les circonstances qui accompagnent ces résultats : c'est déjà beaucoup; puisque nous pouvons les reproduire à volonté et les appliquer à notre usage : nous savons, par exemple, que le feu fait fondre la cire, et durcit l'argile; mais parce que nous ne connaissons pas le pourquoi, cesserons-nous de faire des poteries?

Nous avons vu qu'outre les effets de masse tels que le mouvement, l'attraction, il existe aussi des effets moléculaires; nous avons vu que ces actions et réactions atomiques sont accompagnées d'émanations galvaniques; nous savons que de tous les corps que nos mains peuvent mettre en contact, tel corps qui agit comme acide à l'égard de

l'autre, agit comme alkali à l'égard d'un troisième ; que
telle substance minérale, qui, appliquée sur telle autre
substance, est par le contact même impregnée d'une électricité résineuse, appliquée sur une troisième substance, est
pénétrée d'une électricité vitreuse : il est même possible de
ranger tous les corps naturels dans une série immense, où
chaque élément sera acide pour l'un et alkali pour l'autre.
Nous avons même déjà vu, grâce à Volta, qu'une disposition alternative de métaux produit des effets qui autrefois
paraissaient être du domaine exclusif des corps organisés.

Il y a même des êtres naturels qui manifestent, sans que
l'œuvre de l'homme y soit pour rien, des effets semblables.
Les tourmalines, par exemple, ont une de leurs extrémités
naturellement impregnée d'une électricité vitrée et l'autre
impregnée d'une électricité résineuse, et, ce qui est plus
singulier, c'est que ces deux extrémités ont une structure
différente, et qu'on peut préjuger la différence de l'électricité par la différence de forme.

Nous voyons, dans cette dissertation un peu longue peut-
être, que tous les corps naturels ne sont point composés
d'une substance unique, variant seulement par ses modifications ; qu'ils ont tous une manière d'être individuelle, des
propriétés spéciales ; et qu'en contact l'un avec l'autre ils
se modifient, s'influencent mutuellement de manière à produire des effets variés ; que de ces effets, de ces actions et
réactions mutuelles résulte l'harmonie que l'on remarque
et que l'on admire dans l'univers.

C'est autant de ces rapports mutuels, que de cette correspondance harmonieuse, que sont produits tous les faits qui
composent le domaine de la science, que sont nés tous les
corps composés : ils résultent nécessairement de leurs élémens mis en contact ; il n'y a point eu là besoin d'une
combinaison raisonnée ; les différens effets, qui résultent
de leur contact, sont un résultat nécessaire des propriétés
qui les animent.

Ainsi les minéraux se crystallisent par une espèce d'organisation ébauchée ; ils ont même dans leur intérieur des fluides comme des solides ; et peut-être des animaux les plus compliqués au solide minéral le plus simple, il n'y a de différence que du plus au moins, rélativement à leur organisation.

On a beaucoup admiré ces rapports, cette harmonie, cette correspondance d'organes et de mouvemens qui constituent un être vivant ; mais on doit penser que, dans toutes les combinaisons d'élémens, il ne peut exister que celles qui, dans leur union peuvent sympathiser ensemble, il ne peut se maintenir que celles qui, par leur nouvelle organisation, jouissent de moyens suffisans de conservation : il leur faut des moyens adéquats d'existence et de durée, sans lesquels elles n'auraient pu ou être produites, ou être maintenues : de toutes les associations de corps simples, il n'a dû rester que celles où il y avait coordination, subordination, rapports mutuels d'action et de réaction, que celles qui avaient non seulement la possibilité, la probabilité d'existence, mais encore des moyens de la conserver : les autres n'ont eu qu'une existence d'un moment.

Plus les êtres vivans se compliquent dans leur organisation, et plus se multiplient leurs rapports avec les autres corps de la nature. Depuis les minéraux jusqu'aux plantes, depuis les plantes jusqu'aux animaux, depuis les animaux les plus simples jusqu'à ceux les plus compliqués par leur structure, jusqu'à l'homme, nous voyons croître les actions et réactions mutuelles à mesure que leurs élémens sont plus nombreux, qu'ils sont plus altérables, plus faciles à dissocier ; à mesure que le corps agissant sur eux est lui-même plus altérable, et plus mobile dans sa composition.

Examinons à présent les principaux phénomènes qui se produisent chez l'homme en contact avec tous les corps de la nature, combien a-t-on déraisonné sur un sujet si clair? combien a-t-on débité de galimathias sur un sujet si simple? Il est bien difficile de voir ce qui est, comme il est.

⚭

DE L'INFLUENCE PRIMITIVE DES CORPS EXTÉRIEURS SUR NOS SENS.

Une rose frappe mes yeux : les métaphysiciens ont cru voir deux effets dans cette influence; l'effet de la rose sur mon œil, l'effet secondaire sur le cerveau. Cependant pour l'homme *impressioné*, influencé, il n'y a là qu'un effet, la perception de la rose; le contact entre les corps extérieurs et mes organes détermine la perception, aussi vite qu'une secousse musculaire et une affection nerveuse est produite par la bouteille de Leyde. Cependant de subtils métaphysiciens ont cru voir là deux effets consécutifs, l'influence du corps extérieurs sur mes sens, et la transmission au cerveau; que ce soit deux choses pour l'anatomiste, je le conçois; il voit dans ses dissections une série, un appareil d'organes destinés à cet effet total, et il distingue deux effets successifs dans ce qui n'est qu'un effet total simple, ou peut-être plusieurs effets simultanés confondus en un seul; le métaphysicien exact qui voudra voir l'homme, comme il est, n'y verra donc qu'un seul effet.

A la vérité, plusieurs antropologues ont supposé deux choses intellectuelles où nous n'en voyons qu'une; ils ont admis une influence primitive du corps extérieur sur nos sens, et une réaction intellectuelle qui convertit cette influence en idée, un travail de notre intelligence qui donne du corps à ce qui n'était d'abord qu'une impression fugitive.

Qu'il y ait une série d'effets successifs dans l'influence

d'un corps sur un de nos organes pour ceux qui ne voient
que l'homme physique à la bonne heure ; mais pour l'observateur qui étudie l'homme moral, il n'y verra qu'un
effet simple dans lequel notre intelligence est passive. Si
l'action de ce corps extérieur avait besoin d'être élaborée par notre substance pensante ; que serait cet effet si
la substance pensante ne faisait pas ce travail ?

Je sais bien que nos organes ne reçoivent pas toutes les
impressions, que leur activité ne suffit pas pour recevoir
tous les effets de ces causes agissantes ; je sais bien aussi
que ces effets sont plus distincts, quand notre volonté stimulée par une première impression vague met nos organes dans une espèce d'érection, mais encore une fois toute
impression non perçue est comme non avenue ; elle est
nulle pour notre être moral.

On a beaucoup parlé en métaphysique de faits de conscience ; on a supposé que pour sentir, il faut, pour ainsi
dire, que je me sente sentir : l'exposé de cette idée prouve
qu'elle est fausse par le ridicule de l'expression : cet effet
n'est point complexe, il est simple ; qu'on me dise comment je sentirais, si je ne me sentais pas sentir ? Mais
sentir est une idée, se sentir en est une autre ; il en faudrait une troisième pour sentir que l'on se sent sentir ; je
demande où s'arrêterait cette série interminable de sensations premières, secondaires, tertiaires ; toute cette
théorie là ne paraîtrait-elle pas être sortie du cerveau
d'un fou.

Il est vrai que l'action, le travail d'un organe devient
plus perceptible quand il est douloureux, quand l'organe
est malade ; mais ce n'est qu'une sensation confuse de douleur qui n'est pas assez distincte pour que nous puissions
assigner son siège ; pour que, dans la série des organes
destinés à tel ou tel genre de sensation, nous puissions
mettre le doigt sur le point douloureux. Je demanderai
alors que deviennent ces faits de conscience dont font

tant de bruit les physiciens allemands, M. Cousin l'apo-
calyptique, M. Massias, M. Jouffroi que sa raison droite
et sa bonne logique ramène toujours vers le vrai, quand
ses systèmes l'en éloignent.

On a beaucoup discuté encore, beaucoup déraisonné,
pour savoir si, quand le feu me brûle, la chaleur était
dans le feu, ou dans ma main qui éprouve la brûlure;
cette subtilité faisait l'admiration de nos vieilles classes
de philosophie, et c'était la question ordinaire que faisaient les pédans à cheveux gris aux élèves imberbes,
sortant à peine de sur les bancs; Dieu sait combien après
cela s'admiraient l'interrogateur et le répondant!

La réponse à cette difficulté est facile. Sans doute, quand
je me brûle, l'effet est en moi; mais la cause est extérieure; il y a dans le fer rouge de feu une cause produisant chez moi la sensation douloureuse qui m'arrache
des cris. Il y a dans le fer et dans le feu qui le pénètre
quelque chose qui produit cet effet; il y a dans la constitution de mes parties quelque chose qui le reçoit : si
mes parties étaient d'argille au lieu de chair, au lieu
d'être désorganisées, elles seraient changées dans leur
manière d'être, elles acquéreraient de la consistance :
l'argille dirait à la cire; le feu est salutaire, il me durcit; la cire répondrait : vous en avez menti; il me brûle,
il me détruit; et toutes deux auraient raison.

En un mot, dans l'impression que les objets extérieurs
font sur nos sens, il n'y a qu'un fait, ce qui se passe dans
le cerveau : or, dans ce fait, le cerveau est passif; ces objets extérieurs seuls sont actifs : il est possible cependant
qu'il se produise une réaction, et que le cerveau impres-
sionné réagisse à son tour.

On a discuté s'il y a une corrélation entre les causes
extérieures et les effets intérieurs; on a même discuté si
l'existence de ces objets extérieurs est prouvée par leurs
effets intérieurs, si nos impressions sensuelles sont un ef-

fet sans causes; Berkeley a fait un long ouvrage pour prouver cette négative paradoxale; on pouvait dire de lui qu'il avait tant d'esprit qu'il n'avait pas le sens commun; car l'exposé de son opinion en prouve le ridicule.

On pourrait douter, par exemple, qu'il y eût un rapport nécessaire entre ces causes et ces effets; que tous les hommes fussent affectés d'une manière semblable par des corps influens semblables; mais nous avons de grands motifs pour le croire : d'abord d'un homme à l'autre il y a une grande analogie d'organisation; les organes de perception surtout ont de grandes similitudes; c'est déjà une raison pour croire que ces organes analogues soient affectés d'une manière analogue par les mêmes corps, par des réactifs identiques : ensuite vient l'analogie de nos différentes sensations; les *corps* plus ou moins *bleus*, par exemple, produisent une impression analogue dans tous les hommes, presque sans exception; moi et tous ceux qui portent figure humaine comme moi, reconnaissons le bleu dans tous les corps que cette couleur revêt; l'effet peut varier; suivant les individus, il peut être agréable ou désagréable; mais il sera toujours et partout classé dans la même catégorie.

S'il n'existait pas une espèce de corrélation entre l'intelligence passive et les corps actifs; s'il y avait dans l'effet produit quelque modification, quelque variation qui ne résultât pas de cette corrélation, cette variation serait elle-même un effet sans cause; car dans cette hypothèse, il y aurait quelque chose qui ne découlerait pas immédiatement de cette cause.

L'homme est donc influencé par presque tous les corps de la nature, et cela ne pouvait être autrement dans un être d'une organisation si compliquée, dans un être composé d'élémens si altérables; cette organisation est influencée, ces élémens si altérables sont altérés dans leurs proportions, dans l'intimité de leur union; et doué de sensibilité, il a la conscience de toutes ces altérations. Outre leur action immédiate sur lui, il est encore influencé par leur action réciproque entre eux, il est influencé par les résultats de cette action ; quelquefois même il ne voit pas, il ne touche pas les corps qui agissent sur lui ; il ne connaît leur existence que par leurs effets.

Voyons cependant comment ces corps agissent sur lui.

Il a le plus souvent la conscience des corps qui l'influencent ; son œil les voit, ses doigts les palpent, sa main les pèse ; mais ce n'est pas tout : le rapport de ses sens ne s'adresse pas seulement à son intelligence, il stimule encore sa sensibilité ; beaucoup de sensations sont accompagnées de peine ou de plaisir ; je serais tenté de dire : *primitivement toutes*. Je l'ai dit autrefois dans ma thèse, et l'on me chicana sur cette généralisation ; je fus même obligé de répéter deux fois ma réponse, parce qu'on répéta deux fois l'objection ; peut-être même y mit-on un peu de mauvaise foi, parce qu'on supprima le mot *primitivement*, modification qui rendait mon assertion raisonnable pour des cervaux non prévenus ; quoi qu'il en soit voilà ma réponse :

Oui, je suis persuadé que toutes nos sensations, je dis toutes sans exception, sont accompagnées de peines et de plaisir ; l'habitude peut bien nous rendre insipide ce qui était agréable ou douloureux ; elle peut même nous faire trouver du plaisir dans ce qui était dégoûtant par sa saleté, ou cuisant par son acreté ; les liqueurs fortes, les assaisonnemens relevés nous présentent ce phénomène ; mais la première influence était accompagnée de peine ou de plaisir quand elle s'exercait sur des organes inaccoutumés.

Ainsi, dans l'enfant, qui vient de naître, l'air exerce une action stimulante ; appliqué sur la peau, il détermine un frissonnement, une contraction des muscles abdominaux qui commence déjà à mettre en jeu les muscles de la respiration ; introduit dans les fosses nasales il provoque une espèce d'éternument, qui ne peut se faire sans une contraction convulsive du diaphragme, principal muscle de cette importante fonction; quand cet éternument a déblayé les voies aériennes, l'air pénétrant jusqu'au larynx provoque la toux par son contact, stimulant nouveau pour cet organe; et l'ensemble de tous ces mouvemens instinctifs établit les oscillations alternatives régulières de la fonction respiratoire; mais croit-on que tout cela se passe sans plaisir ou sans douleur? Il est vrai que cela ne laisse pas de traces dans la mémoire; et que les premières années de notre existence sont perdues pour la curiosité investigatrice du philosophe, et pour nos souvenirs, mais non pour notre instruction.

Nous retrouvons des phénomènes analogues dans toutes les phases de notre existence : j'ai déjà parlé de ce qui arrive dans l'état de santé, j'ai dit comment l'habitude nous fait trouver insipide ce qui était d'abord douloureux ou agréable, j'ai dit même qu'elle nous faisait trouver agréable ce qui d'abord provoquait de la douleur, qu'elle nous faisait trouver ennuyeux ce qui était d'abord agréable; je pourrais prouver que ces phénomènes de l'homme en santé se retrouvent encore dans l'homme malade.

Ainsi une plaie nouvellement infligée est plus douloureuse que lorsqu'une longue durée a émoussé son aiguillon; ainsi l'introduction d'une sonde dans l'urètre produit d'abord une malaise bien désagréable; mais ce malaise diminue bientôt; et, si l'on en croit quelques observations, l'introduction d'un corps étranger dans cette partie pouvait seule stimuler voluptueusement un malheureux berger blasé par les jouissances solitaires; ainsi un vésicatoire nouvellement appliqué stimule douloureusement, plus tard il devient inaperçu; l'antiquité a dit que le plaisir était voisin de la douleur; la douleur devient même quelquefois du plaisir; pour douter de cela, il ne faudrait jamais avoir mis de poivre dans ses sauces ou de la moutarde sur son bouilli.

Je ne sais si le chien de chasse ne s'attache pas à son maître par les coups qu'il en reçoit, et si les dames n'aiment pas mieux un amoureux violent et emporté qui les maltraite, qu'un amant insipide qui n'est ému de rien, parce qu'il est froid dans toutes ses émotions; si l'on nous a dit vrai, je le demanderai aux femmes moscovites; il faut les battre un peu pour qu'elles vous aiment; je ne sais si l'on ne trouverait pas les mêmes phénomènes dans nos françaises beaucoup plus civilisées; l'amour rend cruel; il veut être battant et battu.

Au reste, je ne sais si je dois demander pardon aux femmes de les avoir comparées aux chiens de chasse; certainement je ne ferais pas cet honneur à tout le monde: Y a-t-il bien des individus qui aient les qualités morales d'un bon chien?

Toutes nos sensations s'accompagnent donc de plaisir et de douleur; je prends ce mot dans son acception ordinaire, ainsi dans ce qui n'est qu'un fait simple, l'analyse philosophique y découvre deux choses; premièrement l'effet du corps étranger, secondement le plaisir ou la douleur qui accompagne cet effet; certainement ces deux choses agissent simultanément dans nos organes; mais on peut les distinguer pour les étudier séparément : nous donnnerons à l'une le nom de *perception*, puisque nous percevons, dans ce que nous éprouvons, une cause extérieure : nous donnerons à l'autre le nom de *sensation*, puisque notre sensibilité se trouve émue douloureusement ou voluptueusement dans cette occasion.

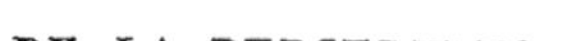

DE LA PERCEPTION.

Un corps de la nature frappe nos regards, un arbre par exemple; l'impression qu'il fait sur ma vue est faible et confuse d'abord, mais elle excite mon attention; mes yeux arrêtés sur cet objet en distinguent les linéamens; j'ai la perception d'un arbre.

Un second arbre frappe encore mon organe de la vision; si l'impression est semblable, je la confonds avec la première; si elle présente quelques différences, je les sens, j'en suis affecté, et cette différence d'impression me fait croire de suite à la présence d'un second arbre.

Il n'y a pas besoin pour cela d'un travail, d'une réaction intellectuelle : mon esprit est totalement passif dans ce cas, il se laisse dominer par la différence de sensation : pour cela l'attention suffit; et qu'est-ce que l'attention si ce n'est l'érection, l'orgasme de notre appareil visuel? Je sais bien que nos idiomes expriment en plusieurs mots ce qui n'est pourtant qu'un acte simple de sensibilité; mais cela tient à ce que ces idiomes sont des espèces de méthodes analytiques, exprimant en plusieurs mots ce que des langues plus anciennes n'exprimaient qu'en un mot; parce que dans tout cela il n'y avait qu'un fait simple et indivisible.

Que dire, après cela, des métaphysiciens qui s'imaginent que l'esprit superpose une idée sur l'autre, comme une couturière applique une robe déjà taillée, sur un patron, pour en saisir les ressemblances et les dissemblances? Comment ne voient-ils pas que dès qu'une sensation diffère d'un autre, le corps sentant en saisit la différence sans aucun travail intellectuel; que dans le cas où il ne la saisirait pas, il ne ferait pas ce travail parce qu'il n'aurait aucun motif ponr le faire? Aucune chose ne l'avertirait même de le faire; car, il faut un moteur pour mettre nos organes en mouvement.

Ces métaphysiciens ont beaucoup parlé d'abstractions; ces abstractions s'expliquent encore par le même mécanisme : l'énergie de l'influence des objets extérieurs suffit

souvent pour provoquer l'activité de nos organes sentans ;
mais, lorsque l'action est faible, elle est incomplète. Je
suppose un but de vision dans le lointain ; je verrai quelque chose de blanc, sans me rendre compte de l'objet qui
est blanc, ne voilà-t-il pas une abstraction qui se fait le
plus simplement, et, si l'on veut, le plus bêtement du
monde ; il n'y pas là de philosophie, il n'y a pas là d'action intellectuelle ; la nature même de la sensation, la
manière, dont elle s'opère, suffit pour cela : j'approche,
je vois que c'est une pièce d'étoffe ; j'approche encore, je
vois qu'elle a la forme d'une chemise ; enfin, un dernier
examen, fait de près, me fait reconnaître une étoffe de
lin ou de coton. Voyez-vous là un travail intellectuel ?
je ne le pense pas ; et toute personne sans prévention ne
le verra pas plus que moi.

J'irai bien plus loin ; c'est que l'imperfection de nos
connaissances nous force souvent à des abstractions ; c'est
que l'exercice individuel et isolé de chacun de nos sens
nous force à des abstractions : ainsi quand je n'emploie
que mes yeux à cette exploration des corps influens sur
moi, je ne vois que la forme et les couleurs, le tact
vient arrondir, ombrer, pour ainsi dire, le portrait au
trait dessiné sur ma rétine ; enfin, les autres sens viennent tout-à-fait colorier la physionomie des objets extérieurs : ainsi une image vague prend de la consistance et
de la solidité : jusques là nous sommes bien obligés d'abs-
traire ce que nous ne connaissons pas.

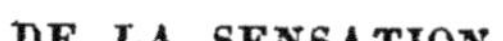

DE LA SENSATION.

Nous avons dit, je crois, que, dans les myriades de combinaisons que la nature ou bien un être intelligent par
essence ont pu former, il n'a dû subsister que celles dans
lesquelles les proportions élémentaires étaient perma-

nentes, dans lesquelles toutes les différentes parties étaient dans un rapport sympathique de proportions et d'actions; les autres ou n'ont pu se former, ou, comme une bulle de savon qu'un souffle produit qu'un souffle détruit, n'ont pu se conserver.

Il faut plusieurs choses pour qu'une combinaison persiste, il faut qu'elle soit douée de moyens de conservation; il faut encore, si sa durée est limitée, qu'elle puisse se reproduire; mais ce second point nous occupe peu dans ce moment.

Cette combinaison, étant influencée par tous les corps environnans, quelque chose doit la défendre contre les influences nuisibles; quelque chose doit la mettre en contact avec les influences utiles, et tous les corps qu'ils exercent.

Les composés minéralogiques ont la plupart, dans la fixité des élémens qui les forment et dans l'union intime et solide qui les enchaîne, des moyens de résistance et de durée.

Mais l'homme est l'animal le plus compliqué dans son organisation qui parcoure la surface du globe : on peut trouver dans quelques autres animaux quelques parties d'une structure plus délicate et plus compliquée; il l'emportera par l'ensemble de ses organes; en outre ses parties sont composées d'élémens plus altérables; et une legère variation dans les proportions de ces élémens produit une énorme différence dans l'état et les modifications de ces parties : nous n'avons, en effet, pour élémens primitifs de tous nos tissus si variés en forme, et en qualités physiques et moléculaires ou chymiques, appréciables à nos moyens d'exploration, que quatre substances le carbone, l'azote, l'hydrogène et l'oxigène; descendant plus bas dans la longue série des corps organisés, nous trouvons que les plantes mêmes si variées dans leurs formes et dans leurs manières d'agir n'ont que trois élémens primitifs le carbone, l'hydrogène et l'oxigène : comment s'expliquer à soi-même qu'une légère variation presque imperceptible à nos moyens d'investigation physiques et chymiques distingue le végétal salutaire à notre santé, propice à nos besoins, du poison violent dont le plus leger contact nous tue comme un coup de foudre?

Cet animal, si compliqué dans sa structure, si altérable dans ses élémens, est par la même influencé par la grande majorité des corps naturels; cette influence est plus ou moins vive, mais elle existe; c'est même le seul moyen de connaissance et d'instruction que l'homme ait reçu; car il ignore complètement les corps avec lesquels aucun rapport d'influence et d'action comme de réaction ne le lie : ces corps-là qui n'existent que par une supposition improbable sont pour lui comme non existans.

Mais l'homme, quoique composé d'élémens si altérables, de ressorts si délicats, est d'une viabilité plus durable que beaucoup d'animaux d'une structure plus vigoureuse, d'une mécanique plus grossière, de rouages plus épais et plus denses; je mets à part les poissons dont nous pouvons difficilement mésurer l'existence; mais je n'excepterai pas les oiseaux; car, quoi qu'on ait dit du corbeau et de la corneille, je mets en doute leur longévité : comment croire, en effet, qu'un animal si vivant, qu'un oiseau dans lequel l'action musculaire est si vigoureuse, dans lequel cette action musculaire exige une circulation si active, dans lequel les changemens de température dans l'élément où il vit et qu'il parcourt, doivent produire des changemens si brusques, comment croire qu'il ait reçu du ciel une si longue durée d'existence à parcourir? L'antiquité nous a légué beaucoup de fables, et un petit nombre de vérités. Nous devons prendre sa succession sous bénéfice d'inventaire.

Comment cela se fait-il? Quels sont les moyens spéciaux de conservation que l'homme a reçu de la nature? C'est ce qu'il faut examiner.

Nous avons dit que toute influence des corps extérieurs

sur nos sens se composait de deux effets élémentaires, de la perception de l'objet; de la sensation de plaisir, ou de douleur qui accompagnait cette perception. Eh bien! cette douleur, ce plaisir nous avertissent de ce qui nous nuit, de ce qui nous sert : toutes nos sensations ont primitivement été douloureuses ou agréables; et, si l'habitude en a modifié beaucoup, si elle en a rendu beaucoup insipides, si même elle a rendus agréables quelques-unes qui étaient douloureuses, si enfin elle a rendu pénibles quelques-unes qui étaient agréables; il n'en est pas moins vrai qu'originairement chaque influence des corps extérieurs sur nos sens apportait avec elle une peine ou un plaisir.

Ces salutaires avertissemens, donnés par la nature, étaient indispensables pour la conservation de l'espéce humaine; jetée sur la surface de la terre nue et mal protégée, elle serait morte au berceau, si elle ne se fût laissée avertir, inspirer, guider par les avis du plaisir et la douleur; l'expérience, comme le maître d'école de la Fontaine, fût venue trop tard.

On a supposé qu'il fallait de la réflexion pour fuir la douleur, pour rechercher le plaisir : les métaphysiciens ont commis une erreur : le doigt s'écarte instinctivement du charbon qui le brûle, de l'aiguille qui le pique, du couteau qui le coupe. L'action du corps extérieur et le mouvement qui se produit dans notre organisation passive alors, se suivent de si près qu'on pourrait les dire co-instantanés, isochrones; il n'y a point là cette réflexion que nos métaphysiciens systématiques ou scolastiques ont voulu fourrer partout : j'ai dit systématiques ou scolastiques, car nous en revenons, Dieu merci, et sous les auspices de M. Cousin, à la philosophie inintelligible du quinzième siècle; et saint Thomas a vaincu Locke et Condillac.

Qu'on ne se plaigne donc plus de la douleur; elle était nécessaire pour nous indiquer ce qui devait nuire à notre frêle organisation. Nous devons la sentir; mais nous devons la fuir ; c'est une loi de notre nature : que les épicuriens ne blâment donc plus un mouvement intérieur, qui est si utile à notre conservation ; que les rigoristes ne blâment donc plus le plaisir et sa recherche ; si l'abus détermine la satiété, l'insipidité, et quelquefois une douleur consécutive, l'usage modéré nous conserve, et maintient notre organisation dans l'intégrité de ses parties et dans le jeu régulier des rouages variés **qui** la composent.

La douleur et le plaisir sont utiles ; ils sont même nécessaires : si aucun corps ne pouvait nous atteindre ; si notre corps était invulnérable ; si, en un mot, nous étions parfaits, nous ne connaîtrions pas la douleur ; mais un seul être est parfait, c'est celui qui a créé tous les autres ; la perfection dans l'homme est un être de raison ; Achille fut blessé au talon, tous les hommes sont vulnérables dans leurs parties faibles ; la douleur nous frappera toujours au défaut de la cuirasse. On a beaucoup parlé de la perfectibilité de l'homme ; nous pouvons approcher plus ou moins du but ; mais nous ne pourrons jamais y atteindre.

Si donc nous sommes vulnérables dans toutes les parties de notre corps, dans toutes les molécules de ces parties, nous devons être avertis de ce qui peut nous blesser ; et c'est la douleur qui nous en avertit : ne nous en plaignons donc point comme d'un visiteur importun ; recevons la plutôt comme un salutaire avertisseur.

Le bonheur se compose d'une série longue et non interrompue d'instans heureux ; nous le rêvons quelquefois ; nous le désirons toujours ; et quel est l'homme qui n'ait quelquefois fait un supplément aux mille et une nuits ? Mais, n'éteignons point chez nous l'ardeur de nos désirs ; ne voyons pas avec dédain les jouissances de notre monde sublunaire ; il est bon, il est utile, il est indispensable d'aspirer au souverain bien ; c'est le moteur qui met en jeu tous les ressorts de notre machine. Désirer, c'est jouir ; c'est même quelquefois mieux que jouir ; quel est l'homme malheureux qui n'a jamais désiré! Quel homme malheureux que celui qui ne désire plus; je ne sais pas s'il n'est pas plus pénible pour nous de n'aimer rien que de souffrir; l'ennui est plus pénible que la douleur : oh! disait une vieille coquette parlant de sa jeunesse, oh! c'était le bon temps; j'étais bien malheureuse!

Nous devons fuir la douleur, puisqu'elle nous avertit de ce qui nous nuit; nous devons rechercher le plaisir qui nous avertit de ce qui nous sert; c'est une loi de la nature dont l'infraction interrompue est suivie de la maladie, dont l'infraction continuelle serait suivie de la mort.

Comment se fait-il cependant que des idées religieuses, nées dans l'orient, transplantées en Europe, aient dénaturé, adulteré nos mouvemens instinctifs; comment a-t-on pu croire que l'être souverainement bon ait imposé la douleur à l'homme, qu'il jouisse en voyant souffrir l'être qu'il a créé à son image?

Souffrir avec résignation annonce quelquefois la faiblesse et la patience; souffrir avec courage annonce la force; souffrir par devoir annonce la vertu. La résignation même émousse l'aiguillon de la douleur. Mais souffrir, sans qu'aucun devoir nous l'ordonne; souffrir, quand aucun résultat utile ne nous dédommage de notre douleur; c'est l'action d'un fou superstitieux et fanatique.

Cependant les pénitences superstitieuses des Indous ne vont-elles pas plus loin que toutes nos austérités monastiques? les faquirs indiens pourraient porter un défi à tous nos anachorètes chrétiens; ils en viennent jusqu'à se mutiler pour honorer Brama et Wichnou. Chose étrange! que le peuple de la terre le plus humain, le peuple qui ménage la sensibilité des animaux, qui leur évite religieusement la douleur et la mort, soit si cruel pour lui-même! ce problème est un des plus curieux, des plus inexplicables, des plus insolubles que nous offre cette énigme que l'on appelle homme, espèce humaine.

Si nous devons fuir la douleur, si l'être suprème n'est pas honoré par les hommages et les supplices d'un homme mutilé; nous devons d'un autre côté rechercher le plaisir qui nous est utile, indispensable, en évitant la satiété qui nous en dégoûte, et l'abus qui nous nuit. La nature a attaché le plaisir à la satisfaction de tous nos besoins; ce plaisir est plus ou moins vif, suivant que ces besoins sont plus ou moins importans. La vraie morale est de savoir s'arrêter quand le besoin est satisfait, de savoir s'arrêter avant que la satiété commence; car la satiété précède la douleur.

Nous devons donc rechercher le plaisir, puisque le plaisir est ce qui nous sert, et que la nature nous l'indique ainsi : comme nous l'avons dit, l'être qui créa l'homme, voulut le conserver; puisque le créer pour le détruire eut été une absurdité. Or, le plaisir est l'impression que nous fait tout ce qui nous conserve : il faut donc le rechercher, en jouir, mais ne pas en abuser; car la douleur, qui suit l'abus, nous a fait croire que l'usage est nuisible; et ce préjugé, en nous suggérant des idées fausses et des conséquences erronées de ces idées, nous a aussi souvent inspiré des actions blâmables. Epicure mettait la sagesse dans la volupté, mais c'était cette volupté modérée qui résulte de l'emploi modéré de tous nos organes; chaque besoin a sa mesure de plaisir; chaque organe a sa mesure d'exercice; et tout cela maintient la santé.

Je m'appesantis sur ces idées, et peut-être j'use trop du privilège des vieillards; je me répète et je rabâche : mais il y a tant de préjugés, les moralistes et les théologiens ont émis tant de paradoxes sur cette matière, qu'il était utile de les réfuter : ainsi donc la douleur est mauvaise; le plaisir est bon, quoique l'abus en soit nuisible, et le préjugé moral ou superstitieux qui nous fait croire que la douleur, que la privation du plaisir honore l'être suprême qui a donné à l'homme le plaisir et la douleur, comme avertisseurs véridiques de ce qu'il faut rechercher ou éviter, ce préjugé, quoique ancien, quoique venu de l'Inde, n'en est pas moins un préjugé toujours inutile et souvent nuisible ; aussi cette sombre superstition ne tyrannise-t-elle que quelques dévots exaltés ; le commun des hommes se laisse diriger par les avis de la nature et de l'instinct.

⁂

DE L'INSTINCT.

L'instinct régit tout l'univers organisé et sensible ; la plante même, les papilionnacées qui dorment, l'*hedysarum girans* qui remue plus ou moins rapidement ses folioles latérales suivant l'activité de la végétation, la *dionœa muscipula* qui les resserre sur l'insecte imprudent, la sensitive qui s'affaisse et fuit devant le doigt qui la touche, le tournesol qui présente continuellement son disque d'or au soleil, comme pour rivaliser avec lui d'éclat et de couleurs ; tous ces végétaux obéissent ainsi à une espèce d'instinct ; c'est-à-dire qu'on remarque chez eux des mouvemens qui n'ont aucune analogie avec les mouvemens qui animent les grosses masses minérales, ni dans leurs causes, ni dans leurs modifications, ni dans leurs effets ; et pourtant ce ne sont pas des mouvemens moléculaires, mais bien des mouvemens de totalité.

Mais, même dans les minéraux, on remarque des mouvemens spéciaux qui ne se rapportent par analogie aucune avec les mouvemens qui remuent la matière considérée en bloc. Les molécules salines se groupent d'une manière symétrique autour d'un noyau crystallin de manière à déterminer une espèce d'organisation ; je ne parlerai pas des effets moléculaires dont la chimie compose son domaine, mais comment expliquer par les lois grossières du mouvement l'électricité de Franklin, celle de Volta, et l'électricité magnétique qui se rapproche par tant de points d'analogie et de contact avec les deux autres, dans les investigations savantes d'Œrsted.

Ces mouvemens spontanés sont bien plus caractérisés, frappent plus vivement l'œil du naturaliste-philosophe, dans la longue série des êtres animés. Leurs liquides, leurs solides, leurs appareils de sensation se composent d'élémens si altérables, d'élémens unis par un lien si fragile, d'élémens dans lesquels un léger changement de proportion produit des résultats si extraordinaires!

Telle cause extérieure, impuissante contre les minéraux, et même contre les végétaux, agit vivement sur l'économie animale de tous les êtres sensibles; cette excessive impressionabilité les met ainsi en rapport avec tous les autres corps de la nature; et nous les voyons liés avec tous ces corps par des oscillations continuelles d'actions et de réactions mutuelles. Or, ces actions et réactions forment une suite de résultats immédiats dont l'ensemble forme ce qu'on appelle l'instinct.

On a cru pendant long-temps qu'entre le danger et le mouvement qui nous le fait éviter, il y avait un travail intellectuel interposé. Je crois cette opinion fausse. L'instinct nous fait fuir le danger par un mouvement automatique; la réflexion seule nous le fait braver quand le devoir l'exige, quand il est inévitable, ou quand nous ne pouvons y échapper qu'en le considérant de sang froid, et en le bravant.

On nous demandera probablement de spécifier les cas où nous devons obéir à l'instinct, et ceux où la réflexion doit nous faire lutter contre ses inspirations; voilà mon avis.

Dans les fonctions qui nous sont communes avec les animaux, nous devons nous conduire comme les animaux; ainsi pour le boire, le manger, le dormir, pour fuir devant un danger imminent, nous devons les imiter. Si, dans ces cas, nous eussions eu besoin des avis de la raison, ces avis seraient venus trop tard; l'homme, jeté nu au milieu de tous les corps de l'univers, serait mort avant qu'une expérience judicieuse et raisonnée lui eût fait distinguer les corps nuisibles et ceux qui peuvent servir à sa conservation. Ce qui nous nuit le plus souvent, c'est d'une part, non pas le plaisir, mais l'abus du plaisir; secondement, c'est que nous soumettons aux décisions, fort souvent erronnées de notre intelligence, beaucoup de choses qui doivent être décidées par les mouvemens soudains et spontanés de l'instinct. Au reste, on devinera facilement que l'instinct ne prononce que sur les choses immédiatement utiles à notre conservation; les longues et tardives inductions du raisonnement ne s'appliquent le plus souvent qu'aux choses de pure curiosité, ou au moins qu'aux choses dont la connaissance n'est pas immédiatement indispensable à notre conservation.

Cette matière est obscure; on n'avait pas, jusqu'à présent défini l'instinct, ni circonscrit les choses dont il doit connaître et qu'il doit décider. La méditation, nous ramenant à la nature, nous donnera, je l'espère, des notions plus développées sur cette matière importante. Examinons cependant quelques mouvemens instinctifs, influençant également toute l'espèce humaine, et auxquels nous voyons soumis tous les animaux.

DE L'AMOUR DE LA VIE.

L'amour de la vie existe chez tous les animaux, il existe chez l'homme, et il doit exister, car il est nécessaire : si les êtres animés ne reculaient pas devant leur destruction, ils seraient détruits, ils chercheraient un réfuge dans la mort, contre la moindre douleur.

Cet instinct, si général, s'éteint cependant dans le cœur

de quelques hommes ; quelques suicides ont été inspirés par le malheur ; plusieurs suicides ont même été le résultat de l'ennui chez des hommes blasés à qui leur richesse permettant l'abus des plaisirs ne pouvait plus en procurer de nouveaux ; enfin, fort souvent ils sont le résultat d'une maladie intérieure, peu caractérisée même pour les médecins, et méconnue ; ainsi, dans la nature, quoique la tige de tous les arbres monte droit vers le ciel, quelques-uns naissent tortus et déformés : quelques hommes haïssent la vie même par constitution ; mais cette monstruosité est rare.

De cet amour de la vie naît, je crois, cette idée d'immortalité, cette espérance d'une autre vie, d'une existence plus heureuse, que l'on trouve dans tous les peuples, sauvages ou civilisés, qui rampent sur la surface de la terre ; nous avons peine à renoncer à la vie, même quand la mort nous menace, même quand nous en éprouvons les angoisses : plus effrayés du néant que de la douleur, nous voulons vivre à tout prix ; souffrir pour nous, c'est encore vivre.

DE L'INSTINCT D'IMITATION.

De tous les animaux, l'homme est celui qui est influencé le plus énergiquement par l'instinct d'imitation ; Dumas rapporte, d'après je ne sais quel auteur, qu'il agissait si vivement chez un homme que celui-ci était obligé de tourner le dos à ses amis en conversant avec eux ; sans quoi il leur eût servi de jouet ; ceux-ci s'amusaient à exécuter devant lui des gestes bizarres ; il était forcé de les imiter fidèlement, avec la rapidité de l'éclair ; quoi qu'il en soit, cette impulsion aveugle agit sur nous tous ; nous sommes tous imitateurs, et nous le sommes plus dans l'enfance que dans tout âge de la vie ; c'est-à-dire que

dans la phase de notre existence où nous avons le plus
à apprendre, nous apprenons aussi le plus facilement.

En effet, c'est pour l'homme un moyen de perfectibilité ; car il imite des actions utiles, avant de connaître
le but d'utilité qu'elles peuvent avoir ; l'éducation de l'expérience est trop tardive et trop dangereuse ; celle de
l'exemple accélère bien plus nos progrès.

Peut-être aussi cet instinct d'imitation est-il un des
liens les plus forts qui réunissent les hommes en société.

Après l'homme, le singe, c'est-à-dire l'animal qui se
rapproche le plus de l'homme par sa structure et son intelligence, est aussi celui qui se caractérise par un instinct
d'imitation très-développé.

Que le singe ait plus d'intelligence que les autres animaux, c'est ce dont on ne peut douter ; j'en ai vu un
exemple, il n'y a pas long-temps ; le chien est certainement un animal intelligent, susceptible d'éducation ; eh
bien ! n'avez-vous pas rencontré sur la grande route un
singe monté à califourchon sur un chien ; certainement
l'animal chevauché est moins intelligent que l'animal
chevauchant.

Cet instinct d'imitation est un moyen d'éducation, ou,
dans le style moderne, de perfectibilité ; car, en imitant
ce que nous voyons faire devant nous, privés d'expérience personnelle, nous profitons de l'expérience d'autrui, et nous arrivons bien plus facilement à être utile
aux autres et à nous-mêmes.

Au reste, quand je parle de perfectibilité, je ne crois
pas que l'homme puisse atteindre à la perfection ; mais
il peut en approcher plus ou moins ; et c'est déjà beaucoup ; si chaque individu acquiert quelque chose, la masse
totale des individus en sera notablement améliorée.

Cet instinct d'imitation est peut-être pour quelque
chose dans un autre instinct dont nous allons parler. ·

DE L'HUMANITÉ, OU DE LA SYMPATHIE.

> . . . . *Si vis me flere dolendum est ,*
> *Primum ipsi tibi.* . . . .
>
> (HORACE.)

Qu'un être portant figure humaine soit souffrant, nous partageons sa peine ; qu'il soit heureux, nous sommes heureux de son bonheur ; cette loi instinctive gouverne tout l'univers sensible, mais surtout l'homme qui a reçu en partage la sensibilité la plus développée.

Peut-être la même cause intérieure produit-elle la sympathie qui nous fait partager les sensations de nos semblables et celle qui nous fait imiter leurs mouvemens ; et, en effet, il ne peut guère y avoir de l'analogie entre nos actions , sans qu'il y ait d'analogie entre nos sensations. Le même instinct qui nous fait fuir la douleur et désirer le plaisir, nous engage donc à éviter des douleurs à nos semblables, à leur procurer du plaisir ; ainsi ce qui sert à la conservation de l'individu concourt à la conservation de l'espèce ; ainsi, l'amour de nous-même nous inspire l'amour de nos semblables.

Je crois bien que ces deux moteurs du cœur humain peuvent quelquefois, mais rarement, agir dans une direction divergente, ou même opposée ; mais, dans la majorité des cas, ils se dirigent vers le même but, et concourent aux mêmes effets conservateurs et bienfaisans. Une grande partie de nos sentimens reçoivent leur moralité de ces deux impulsions instinctives, de ces deux bienfaiteurs de l'humanité.

DE L'INSTINCT D'ASSOCIATION.

Cet instinct est encore très-développé dans l'espèce humaine : il n'y aurait que deux individus sur la terre, qu'ils se grouperaient. Cet instinct existe même chez

beaucoup d'animaux; il existe même pour des animaux
d'espèce différente, et seulement de la même classe; ainsi,
dans la classe des oiseaux, vous voyez un canard, isolé
dans une basse-cour, se rapprocher des poules et des din-
dons; ainsi, dans une prairie, vous voyez le cheval seul
se rapprocher du bœuf.

Cet instinct influe d'une manière plus énergique sur les
singes, qui vivent en société, et qui, fort souvent, concourent à exécuter un plan unique, comme si un même
esprit les animait.

On le remarque spécialement chez les abeilles qui réunies offrent au naturaliste observateur des miracles d'intelligence et de prévoyance, et qui, étudiées dans l'état
individuel et isolé, seraient plus bornées dans leurs moyens
de conservation que les autres insectes.

Enfin, ce mouvement spontané, aveugle, impérieux,
qui attire un homme vers un autre homme, comme l'aimant attire le fer, agit spécialement sur nous; nous lui
devons notre supériorité sur tous les animaux, et notre
civilisation : Jean-Jacques a dit que l'homme en société
était un animal dépravé, c'est l'homme sauvage qui est
un animal dépravé, un animal qui ne remplit pas sa
destination dans l'ordre de la Providence.

Aussi, dans les annales du genre humain, nous trouvons
bien quelques individus, deux ou trois peut - être, que
des circonstances inexplicables ont jetés dans l'isolement
au milieu des bois; mais ces individus qui n'avaient pas
pour se suffire à eux-mêmes que les moyens indispensables, n'avaient pas plus d'intelligence que les animaux
qui les entouraient; ils en avaient si peu que rendus à
la société, à la civilisation et à nos mœurs, ils ne retrou-
vaient dans leur mémoire aucune trace de leur état antérieur.

On ne le croirait pas peut-être, et pourtant il est vrai
que, sous le rapport des forces physiques, l'homme civi-

lisé est supérieur à l'homme sauvage ; des expériences faites avec le dynamomètre de Regnier par Péron, sur les sauvages de la Nouvelle-Hollande l'ont prouvé définitivement : l'homme sauvage l'emporte dans quelques points ; mais le total des forces réunies est beaucoup plus élevé dans l'homme de la civilisation.

Je parle de civilisation ; mais l'Européen n'est pas l'homme exclusivement civilisé ; il y a dans les peuplades sauvages une civilisation plus ou moins avancée, mais toujours ébauchée ; dès que deux individus se sont réunis, ils ont mis en commun leurs travaux, leurs périls, leurs peines et leurs jouissances.

DE LA PAROLE.

L'homme parle instinctivement ; car tous les hommes parlent ; les animaux même parlent, mais leur langage est peu articulé ; il se compose d'inflexions de voix d'un accent très-marqué plutôt que d'articulations ; et quand ils nous entendent, ou plutôt nous dévinent, c'est par l'expression de notre figure et par le ton comme par l'accent de nos paroles que nous leur transmettons nos volontés, et qu'ils y obéissent : comment se fait-il même que, devinant ce que nous leur demandons, ils ne devinent jamais ce que nous leur disons ? Nos phrases n'ont pour eux ni intelligence, ni moralité. Le singe même, si rapproché de nous par son organisation et par les habitudes qui en résultent, le singe ne peut imiter nos paroles : tandis que nous voyons des oiseaux chanteurs, avec leur bec d'une corne inflexible, imiter les articulations de nos lèvres flexibles, que ne peuvent imiter les lèvres flexibles d'autres animaux plus rapprochés de nous par leur structure ; c'est un problème insoluble ; un autre problème aussi difficile, c'est d'expliquer comment les animaux, qui peuvent le moins les imiter, les comprennent pourtant le mieux.

Ce don précieux de la voix, par lequel les intelligences se communiquent, les connaissances se transmettent, l'expérience enrichit l'enfance de ses acquisitions, est un moyen puissant de civilisation et de perfectionnement ; pour s'en assurer on n'a qu'à examiner ce que sont les sourds et muets. Chaque individu, au lieu de partir du point où est arrivé son prédécesseur, est obligé de recommencer, comme lui, son voyage dans les domaines de l'instruction par le point de départ primitif ; ces êtres malheureux ne peuvent pas mettre leurs connaissances bout à bout.

Dans les langues sémitiques ou orientales les articulations sont fortement exprimées ; et les voyelles trèspeu exprimées, très-faiblement indiquées ; leur écriture même tend à confirmer cette idée : les points massoréthiques des Hébreux, les points diacritiques des Arabes ; les articulations fortement gutturales de ces langues appuyent notre remarque ; il est extraordinaire que les voyelles qui exigent moins de travail dans l'expression aient été inventées après les consonnes ; le vocabulaire des peuples primitifs était tout en grimaces.

On a cru long-temps que le travail intellectuel réfléchissait son image dans les langues destinées à le représenter ; on a cru que le nom, le verbe, l'attribut étaient d'abord isolés dans le cerveau, et se réunissaient ensuite, comme dans nos langues modernes si irrégulièrement analytiques ; c'est, je pense, une erreur ; la pensée est une dans le cerveau, puisque l'impression est une ; quand je reçois l'influence d'un corps extérieur, cette influence est plus ou moins complète, mais elle a toutes ses parties simultanées. Quand je vois un corps blanc, par exemple, je voit tout ensemble sa forme et sa couleur ; ces deux modifications de la sensation distinctes pour l'analyste, ne le sont pas pour moi qui regarde; je ne vois pas à part le contour et la nuance, ou la surface émaillée, quoique ces deux impressions puissent être plus ou moins distinctes : si nos langues sont forcées de faire cette espèce d'anatomie de la pensée, on n'en doit pas induire que les différentes parties de cette pensée se présentent d'une manière individuelle et isolée à mon intelligence; je puis voir plus ou moins bien, mais je vois tout simultanément.

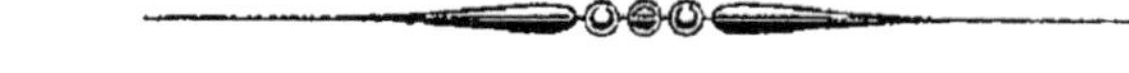

DE L'INSTINCT QUI RAPPROCHE LES DEUX SEXES, OU DE L'AMOUR.

Æneadum genitrix , etc,
(LUCRÈCE.)

C'est une fonction qui nous rapproche bien des animaux; cependant on reconnaît l'être intelligent, même dans ce qu'il y a de plus grossier en amour; le langage des yeux si expressif, les désirs, les soupirs, le baiser, les attitudes, tous cela nous revèle-t-il pas un être au-dessus des autres êtres doués de sensibilité; n'y a-t-il pas beaucoup de moral, même dans l'union des sexes la plus machinale, et réduite à la satisfaction du besoin grossier de la reproduction. L'homme est encore homme quand il s'abandonne à l'impulsion de ses désirs, même quand il jouit sans aimer, *ritu ferarum.*

A l'âge où je suis arrivé, je ne devrais pas parler des plaisirs de l'amour; ils ne sont pas beaucoup plus vifs pour moi que ceux d'un autre besoin satisfait et me coutent beaucoup plus cher. Cependant, je veux chercher dans mes souvenirs de quoi fixer ceux des autres; beaucoup d'hommes ont besoin qu'on leur indique; d'ailleurs, c'est encore pour moi un charme d'en parler; mais, que la sagesse ne s'en effraye pas ; je ne dessinerai pas Vénus privée de sa ceinture.

L'amour varie dans les différens âges de la vie ; à quatorze ans, c'est le besoin d'aimer ; à vingt ans, c'est le besoin de jouir ; à trente ans, c'est le besoin d'une compagne qui vous donne à la fois les plaisirs de l'amour et ceux de l'intelligence : cette passion se modifie continuellement et par les plaisirs, et par les privations et par les événemens : A quinze ans, j'aimais mon ami comme une maîtresse * ; mais cet espèce d'amour était pur ; un baiser était pour lui la volupté suprême.

La crainte mêlée de désirs qui précède les premières jouissances est dans l'ordre de la nature ; c'est un attrait qui excite les désirs ; et les désirs plus vifs ont un résultat plus fécond : les femelles des animaux éprouvent même cette crainte. Cette crainte s'appelle la pudeur.

La nature a voulu que les premiers plaisirs fussent douloureux, surtout chez la femme ; mais elles s'attachent par les douleurs qu'elles ont éprouvées, et les hommes par les douleurs qu'ils ont fait éprouver ; l'amour a quelque chose de cruel, même chez les hommes du caractère le plus doux : dans quelques hommes dépravés, c'est un goût meurtrier.

Dans la lutte ouverte entre l'homme qui attaque et la femme qui se défend, la femme doit succomber dans l'intérêt de la reproduction.

Le concours de rivalité entre plusieurs hommes pour une même femme, comme le concours et la lutte des mâles pour une même femelle chez les animaux, est aussi dans l'ordre naturel : il fallait, dans l'intérêt de la conservation de l'espèce avec toute sa beauté, que la vic-

---

* Le vice antiphysique peut exister ou chez un adolescent ignorant la différence des sexes, ou chez un vieillard blasé pour les femmes ; l'un ignore les objets qui peuvent servir à ses désirs ; il faut à l'autre quelque chose de nouveau qui les excite.

toire demeurât au plus brave ; il est aussi le plus vigoureux : ces deux avantages vont plus souvent ensemble :
la société, avec toutes ses convenances, a un peu dénaturé cela ; au reste, la nature a donné aux femmes un tact
particulier dans le choix d'un amant, ou d'un mari, c'est-
à-dire de celui à qui elles confient le bonheur de leur
vie *.

Attacher beaucoup d'importance et de bonheur aux pré-
misses d'une femme n'est point un préjugé, vous êtes sûr
que cette femme vous aime de cœur ; d'ailleurs, dans le
cas contraire, vous pouvez perdre à la comparaison. Enfin, les moyens de plaisir varient infiniment d'homme à
homme ; et les changemens physiques qui sont l'effet des
premières jouissances peuvent diminuer le plaisir pour
l'homme qui succède au premier ; la femme n'est plus faite
à sa mesure ; aussi, combien voit-on de femmes n'oublier
jamais leur premier ravisseur.

J'ignore si je me trompe, mais je crois qu'au baiser
d'une jeune fille, on reconnait si elle est encore vierge ; il
a quelque chose de suave qu'on ne retrouve plus dans les
autres. On m'a reproché d'aimer le baiser ; peut-être la
nature qui m'a donné des lèvres très-grosses et un organe du baiser très-développé, m'a-t-elle donné, en même
temps, un attrait particulier pour ce plaisir ; mais il ne
flétrit point celle qui l'accorde, et cela me le fait préférer ; quel homme n'a point éprouvé un sentiment de pitié
pour la jeune fille qu'il déflore, subjugue et flétrit ? un li-
bertin démoralisé peut-être.

Il n'y a point autant de préjugé qu'on pourrait le croire

___

* Il faut que l'homme soit homme pour plaire aux femmes ;
il faut que la femme soit femme pour plaire aux hommes ; nous
devons tous avoir les qualités de notre sexe : j'ai vu quelquefois
des individus énervés ; rien ne produit sur moi une surprise plus
désagréable que d'entendre sortir une voix de femme d'un menton barbu.

dans l'éloignement qu'un frère a pour sa sœur en fait d'a-
mour ; et dans les restrictions que les lois ont mises à l'impulsion qui nous porte vers toutes les femmes : la nature a
voulu le croisement des races pour la beauté de l'espéce ;
les lois ont voulu que, dans la vie de famille, dans les inti-
mités continuelles qu'elle permet, les abus de la débauche,
ou même de l'amour ne souillassent pas l'amitié fraternelle.

L'hymen a un grand avantage pour l'espèce humaine, il
réduit le désir au pur besoin, et change l'amour en amitié ;
mais, s'il dépouille l'amour de ses désirs, de sa fougue, de
ses fureurs ; s'il émousse les plaisirs, il les rend plus fé-
conds, il en empêche les abus ; l'homme s'épuiserait, s'il
portait dans le lit conjugal la même ivresse de désirs et
de volupté que l'amant sur un sopha : Lycurgue est peut-
être le seul législateur qui ait voulu conserver à l'hymen
l'ardeur désordonnée de l'amour, en rendant furtives les
jouissances conjugales.

J'admire comment la plupart des femmes désirent si
vivement un enfant qui leur coûte si cher ; la grossesse
et l'accouchement les décolore, leur ôte leur fraîcheur
et ternit leur beauté ; leur coquetterie a beau parler haut ;
l'instinct de la nature plus éloquent qu'elle est toujours
écouté, toujours obéi : les jouissances maternelles, tout
indéfinissables qu'elles sont, font trouver aux femmes des
jouissances même dans leurs anxiétés, même dans leurs
douleurs : elles s'attachent à leur enfant par les soins
qu'elles leur donnent, par les inquiétudes qu'il leur cause ;
l'enfant d'une mauvaise santé, est celui qu'elles aiment
le plus ; il semble qu'elles veulent réparer les torts de la
nature à force d'amour.

Mon âge, ma tête chauve, mes cheveux blancs, ma
position sociale auraient dû peut-être m'interdire ce sujet ; mais j'y trouve un attrait, le même attrait, je pense,
qu'un vieux guerrier trouve à raconter ses oampagnes ; d'ailleurs, à l'époque de la vie où je suis parvenu, l'on vit beau-

coup plus de souvenirs que d'espérances, et l'on doit même par raison regarder plutôt derrière que devant soi; c'est une philosophie bien sage d'éviter les réflexions mélancoliques, mais inutiles.

DE L'AMOUR MATERNEL ET PATERNEL, OU DE LA FAMILLE.

Il faut avoir l'esprit superficiel, prévenu, ou systématique pour croire que l'homme peut vivre isolé; l'alliance qu'il fait avec la femme, la protection qu'il lui doit ainsi qu'aux enfans qui naissent de cette union; tout nécessite entre les deux sexes une liaison durable et permanente. S'il eût été facile à l'individu de vivre isolé, il eût été difficile à l'espèce de se conserver, si le contrat synallagmatique de l'amour n'eût duré que le temps de la jouissance.

Ainsi, pour que la fécondation ait un but efficace, pour que l'amour sous le joug de l'hymen ne soit pas stérile, pour que l'espèce reproduite soit conservée, il faut que l'union de l'homme avec la femme soit permanente; il faut que la femme qui fait les plus grands sacrifices, qui court les plus grands risques, qui donne l'obéissance, la complaisance, l'affection, la volupté, enfin les plaisirs de la paternité à l'homme qui la protège, reçoive une protection durable : les longues incommodités de la grossesse, de la parturition, les inquiétudes, les soins minutieux de l'éducation puérile, la tendresse active de la maternité ; tout nécessite une union constante et fidèle de l'homme avec la femme qui fut son amante, et qu'il a rendue mère.

On va ici nous parler de la polygamie orientale; elle ne prouve rien, suivant moi; il ne faut pas s'imaginer une polygamie générale; la majorité des hommes n'avaient qu'une femme; beaucoup n'en avaient aucune, et cette privation les jetait dans une horrible dépravation, qui fait la honte de l'amour et qui fait frémir la nature*. Bruce a dit, il est vrai, que les femmes étaient bien plus nombreuses que les hommes dans ces pays éclairés par un soleil si chaud; mais d'autres voyageurs on donné un démenti formel à M. Bruce; ainsi, comme le croyait Montesquieu, la polygamie n'est point, pour ces pays, une affaire de calcul.

Au reste, cette polygamie suppose déjà une ancienne civilisation dans l'état sauvage; le nombre des femmes est beaucoup réduit; la vie sauvage est très-pénible, et chaque individu doit se suffire à lui-même; or, comment le sexe le plus faible pourrait-il ne pas succomber fréquemment sous les longues fatigues de leur misérable condition, sous les cruelles privations qu'elle impose? comment les femmes pourraient-elles suffire à leurs besoins, et aux besoins multipliés du frêle individu à qui elles ont donné l'existence.

Il y a dans la physionomie morale et physique de l'un et l'autre sexe, dans l'assemblage de qualités et de défauts qui compose leur caractère, une alternative de défauts et de qualités qui sympathisent merveilleusement ensemble, et dont résulte une parfaite harmonie : ce sont deux rouages dont les dents s'engrainent réciproquement, et qui par là marchent d'un mouvement régulier.

La femme a le courage de la résignation, elle souffre avec patience et courage; l'homme impatient de la douleur, lutte avec la fougue de la force, contre les causes

---

* La passion réduite au pur besoin, mais à un besoin furieux, cherchait la satisfaction de ses désirs, jusques dans des excès extrêmement éloignées de la nôtre par la forme et l'intelligence; l'homme abruti, par l'ivresse du tempérament, s'alliait avec les brutes, tout en fait foi dans les auteurs anciens. (*Omnis caro corruperat viam suam*, dans le langage naïf de l'écriture.)

qui la produisent, et renverse les obstacles : la femme sédentaire veille sur la famille naissante avec l'affection la plus soutenue et la plus tendre, l'homme court au loin chercher les choses utiles à la vie, il lutte contre les ennemis du dehors ; il s'expose aux dangers, les brave, et s'élance contre les ennemis de ceux qu'il aima ; aussi dans les opérations chirurgicales, où il faut seulement souffrir avec patience et se résigner, on voit beaucoup plus de courage chez les femmes que chez les hommes.

Toutes les époques de la vie des femmes sont marquées par la douleur ; les premiers symptômes de la puberté sont douloureux pour elles ; les premières jouissances de l'hymen, le sont ; il leur coûte beaucoup de douleurs pour devenir mères ; quand la fécondité cesse pour elles, elles souffrent encore ; la nature leur a donc donné le courage de souffrir ; mais elle a mis la volupté à côté de la douleur.

Il ne faut point mettre au rang des vertus de convention le sentiment de désir mêlé de crainte qui fait que la femme se refuse et s'abandonne tour-à-tour aux premières caresses de l'homme de son amour, de son choix ; cela existe dans la nature ; on le remarque même dans les femelles des animaux.

Les femmes ont une prédilection pour les militaires ; on ne le croira peut-être pas, mais cette prédilection est naturelle ; dans beaucoup d'animaux les mâles se battent, la victoire reste aux plus courageux, et les femelles sont le prix du combat ; c'est que généralement les plus courageux sont les meilleurs mâles ; ainsi la beauté des espèces est conservée.

La pudeur des femmes a un but utile ; elle excite nos désirs ; nos désirs excités rendent la volupté plus vive, la jouissance plus féconde, et probablement les enfans plus vigoureux.

Quand les femmes se donnent, quand elles cèdent aux

désirs de leurs amans et aux leurs propres, elles éprouvent une espèce de crainte ; et cela est naturel, elles
sentent par instinct qu'elles engagent tout leur avenir ;
le premier choix d'une femme influe souvent sur toute
sa vie.

Quand les femmes paraissent céder à la force ce qu'elles brûlent d'accorder aux désirs de l'homme qu'elles
aiment, et à leurs propres désirs, elles doivent savoir gré
à l'homme fougueux qui les subjugue, qui leur épargne
la honte de dire : *oui :* leur pudeur et leur vertu sont à
couvert ; elles n'ont point à rougir à leurs propres yeux.

Celui qui protège, doit commander ; sans cela comment
voudrait-on qu'il protégeât : l'être le plus fort doit aussi
commander, puisque la force est l'expression du vœu de
la nature ; au reste, les conflits de juridiction doivent être
rares, car chaque sexe a son département ; mais enfin,
quand ces conflits existent, l'homme doit décider : les
femmes ne doivent pas se fâcher ; c'est leur faiblesse qui
fait leur force : nous accordons à leurs douces concessions
beaucoup plus que leur part dans le partage d'autorité domestique : l'homme est généreux pour ce qu'il aime ; mais,
du moment que la femme exige impérieusement le partage
de l'autorité, elle s'expose à avoir une mauvaise part.

Qu'elle état de félicité calme qu'une famille bien unie !
On y voit régner tous les sentimens qui honorent l'humanité et la rendent heureuse ; l'amour paternel, l'amour
maternel, l'amour conjugal, l'amour filial, l'amitié fraternelle sont autant de liens et de sources de bonheur.
On jouit de ce que l'on sacrifie, et l'on est heureux de
dépendre de ce que l'on aime.

On remarque dans la famille un phénomène particulier ; la physionomie intellectuelle, le tempérament moral de tous les individus, qui la composent, ont des points
multipliés d'analogie, et peut-être remarquerait-on dans
les nuances d'organisation, dans la constitution physique

des individus, les mêmes analogies et la même ressemblance. L'homme ainsi que le caméléon prendrait-il la couleur de ce qui l'approche? Je le crois, quoique je n'aie à ce sujet que des données un peu vagues.

DES SOCIÉTÉS.

Les familles, en se multipliant, sont devenues des peuplades, des tribus, des sociétés, enfin des nations : dans cet accroissement, le régime de la famille s'est long-temps maintenu : qui protège doit commander, avons-nous dit ; le père de famille était à la fois gouverneur civil, politique, moral et religieux. Ce pouvoir despotique était tempéré par les affections naturelles ; comme un de ses moteurs était l'amour paternel, comme son but était la conservation de la famille et la multiplication des enfans ; il trouvait ses lois, ses droits, ses devoirs et leurs limites dans cette destination si précieuse.

Mais l'homme, avant de mourir, s'affaiblit ; ses facultés (*) s'émoussent ; son intelligence diminue, ses forces musculaires s'énervent ; il a besoin de confier une partie de son autorité à quelqu'un de plus jeune, il doit mettre sur une épaule plus vigoureuse une partie du fardeau de ses devoirs ; et bientôt l'âge lui rendra nécessaire l'appui, les secours, la protection qu'il avait accordées à la famille naissante ; il redeviendra enfant. A quel autre remettra-t-il le sceptre paternel qu'à l'aîné de ses enfans? Depuis long-temps cet aîné partageait ses travaux, ses fatigues, et les soins conservateurs qu'il donnait aux autres membres de la petite société.

(*) L'intelligence de l'homme vieillit comme son corps, s'affaiblit comme ses forces physiques ; mais les passions s'éteignent, ou sont remplacées par d'autres passions plus calmes ; moins de force de raisonnement, et moins de causes d'erreurs.

Ce que la reconnaissance et le respect dû à l'autorité paternelle exigent, est en même temps une résignation nécessaire ; l'aîné des enfans a pour lui la maturité de raison, la force et l'expérience ; il doit donc avoir le gouvernement ; cette expérience acquise, sous la prudente et longue direction du père de famille, doit lui en valoir l'autorité.

L'aîné des enfans transmet ses droits à l'aîné de ses enfans à son tour ; et de cette manière, la famille devenue tribut, devenue peuplade, est érigée en nation vivant en gouvernement monarchique.

Si le chef croit avoir besoin des avis de ses administrés, qu'il les leur demande, qu'il établisse un conseil composé des anciens, avec lequel il partage l'autorité ; cela se peut, mais, ce conseil devrait avoir plutôt voix consultative que voix délibérative, et, dans le doute, le chef devrait décider ; alors, nous trouvons dans cette institution la monarchie constitutionnelle, et son type.

Mais, nous dira-t-on, l'autorité du frère aîné devient nulle du moment qu'elle n'est plus nécessaire ? Est-ce que la reconnaissance et les bienfaits ne sont point une charte aussi respectable qu'une charte constitutionnelle, par laquelle des dupes cèdent le pouvoir a des intrigans ? Quel motifs a-t-on de l'ôter à l'un pour les donner aux autres ? Quels droits opposent-ils au possesseur actuel, déjà saisi du pouvoir par la nature des choses ; tous égaux, ils n'ont que la présomption, pendant qu'il a pour pour lui la jouissance extérieure, les bienfaits et l'expérience. La raison doit confirmer un pouvoir qu'une longue possession lui a acquis.

Si nous consultons l'histoire, nous verrons nos assertions confirmée par son témoignage : les anciennes républiques, Athènes, Sparte, Rome avaient commencé par être des monarchies ; et Rome, quoique monarchie, avait commencé par être une association de voleurs qui s'étaient donné un chef.

Cherchons même dans les livres les plus anciens qui nous soient parvenus, dans les livres des Juifs; nous y voyons l'espèce humain commençant par un seul homme; bientôt le fil de la tradition se perd un peu; Caïn tue Abel, et ce n'est pas l'aîné qui succède; mais bientôt nous y voyons toutes les anciennes nations commençant par une famille et par un patriarche. Dans des temps si reculés, nous ne voyons pas l'exemple d'une seule république.

La Genèse nous offre dans l'histoire de Jacob et d'Esaü une preuve du droit d'aînesse et de l'importance qu'on y attachait : Esaü est représenté comme un homme simple et borné, comme un chasseur sans instruction, à qui Jacob subtilise le droit d'aînesse. Peu généreux, ce perfide cadet spécule sur la faim qui tourmente Esaü, et lui enleve violemment tous ses droits pour un plat de lentilles (de *Roux-Roux* comme dit l'Hébreu).

A cet époque, il paraît que la bénédiction paternelle était exclusivement dévolue à l'aîné, ou peut être attachée à ce droit d'aînesse : eh! bien; le supplantateur Jacob l'escamote encore à son frère aîné, secondé qu'il est par l'artificieuse Rébecca : Isaac bénit Jacob, croyant bénir Esaü; et Jehovah paraît contraint par cette tromperie à combler l'un de la prospérité que cette bénédiction promettait à l'autre; ces peuples grossiers croyaient que, dans les actions, le matériel est tout et que l'intention n'est rien.

DE L'ÉGALITÉ DES HOMMES.

On a supposé tous les hommes égaux; mais cette proposition, dont on se croit si sûr, est-elle bien prouvée ? C'est ce qu'il faut discuter.

Tout homme, dès qu'il est né, a droit à la vie, a droit

à sa conservation : cette vérité est tellement évidente qu'elle n'a pas besoin de preuve ; mais examinons-la de plus près.

L'Etre-Suprême, en créant chaque animal, a voulu qu'il se conservât ; il lui a donné quelques moyens pour remplir cette destination spéciale. Cela est bien clair ; et cependant se présente une objection puissante.

En créant certaines espèces inoffensives, il en a créé d'autres qui ne peuvent vivre qu'en détruisant les premières, et qui ne peuvent subsister que de la mort des autres, qui ne peuvent jouir que des douleurs des autres, qui ne peuvent s'alimenter que de leurs débris animés.

La Providence aurait-elle commis une chose inconséquente ? Aurait-elle créé des êtres sensibles pour être broyés sous les dents, déchirés par les ongles d'autres êtres sensibles ? Verrait-elle sans pitié les angoisses de la mort, les convulsions de l'agonie dans des animaux ? Se jouerait-elle de nos douleurs ? Car nous souffrons en voyant souffrir. C'est pourtant une nécessité que le tigre égorge une proie vivante, et que le loup mange les moutons ; c'est une nécessité de leur organisation. « Le pot, dit l'Ecriture, » ne peut pas dire au potier : Pourquoi m'as-tu fait ainsi ? » Mais le pot aurait droit de le dire, s'il était sensible à la douleur et fragile en même temps.

Hélas ! oui, il y a une loi de destruction, comme il y a une loi de conservation : des animaux sont faits pour détruire, comme d'autres sont faits pour être détruits ; mais tout cela est d'espèce à espèce différente ; et tout ce que nous pouvons dire pour justifier la nature, c'est que la nature, qui a voulu notre conservation, nous en a donné l'instinct, qu'elle nous a fait voir la mort plus douloureuse qu'elle n'est réellement, pour nous inspirer une crainte salutaire de ce qui peut la donner ; et que, comme le dit Darwin, les convulsions qui nous effraient tant sont, pour les organisations souffrantes, un moyen d'échapper à la douleur : la sensibilité, résultat du jeu de nos organes, diminue à mesure que nos organes diminuent de force et d'activité dans leur jeu.

Cependant, si la nature ou celui qui en fait la sommité a imposé aux animaux la loi, aux uns d'être mangés, aux autres de dévorer, elle a fait aux animaux, individuellement examinés, une loi de se conserver ; et aux mêmes espèces d'animaux, une loi de se protéger mutuellement. Alors, pour remplir ce but, elle a fait à chaque animal une première loi de fuir le danger, ou de s'en défendre en le bravant ; elle a imposé anx animaux de même espèce une loi d'éprouver une douleur sympathique avec celle qu'ils voient éprouver à leurs semblables, et de les protéger de leurs forces ou de leur adresse.

Faisons l'application de ces réflexions à l'espèce humaine.

Dans l'état si faussement appelé état de nature, dans l'état isolé, l'homme dès là qu'il est entré dans la vie, a droit de la conserver, a droit de parcourir la carrière complète de cette vie si laborieuse, si inquiète et si précieuse à la fois pour chaque usufruitier ; car, nous ne la possédons que par usufruit.

Ainsi dans l'état isolé, tout homme affamé a droit au fruit qu'il peut cueillir ; il a pour lui sa faim et sa trouvaille ; mais, dans l'absence de tous droits, la force en est un, comme la priorité de jouissance, de possession en est un autre ; et un autre homme, plus fort que le premier, peut s'emparer légitimement du fruit que l'autre a trouvé. Alors il a droit pour cela d'employer les moyens que la nature lui a donnés ; je doute qu'il puisse aller jusqu'à donner la mort ; car la grande loi de la conservation de l'espèce s'y opposerait ; pourtant, s'il ne pouvait arriver autrement à la possession du fruit, si elle était nécessaire à sa conservation personnelle, j'ignore ce que je prononcerais ; car, dans un cas comme dans l'autre, il faut qu'un individu meure et que l'autre survive ; et, dans ce dilemme terrible, il me semble que l'individu le plus fort doit être conservé ; puisque c'est encore conserver l'espèce, dans toute sa beauté, dans toute sa vigueur.

Dans notre raisonnement, nous avons supposé l'homme isolé, n'ayant pour moyen de conduite, pour ressort moteur de son existence que l'amour de la vie qui veille à sa conservation, que la sympathie qui veille à la conservation de ses semblables.

A présent, supposons le vivant en famille ; puisque l'homme ne peut pas vivre seul, puisqu'il a besoin du concours de volontés et de forces, pour lutter contre les animaux et ravir à la terre tout ce qu'elle peut seule donner à ses besoins : il est destiné à vivre en société comme les abeilles ; tout le prouve, sa longue enfance, la grossesse pénible de la femme, sa parturition laborieuse, douloureuse et pleine de dangers, l'incapacité de l'homme pour donner au fœtus, à peine éclos, les soins minutieux et adroits qu'il réclame, sa faiblesse à lui-même, puisqu'il n'est fort que quand il est réuni : le singe, celui des animaux qui se rapproche le plus de l'homme par son organisation, par son instinct d'imitation plus développé que dans les autres animaux, par son intelligence capricieuse, le singe vit en société, en société organisée avec une espèce de régularité.

Dès là qu'il y a un individu de cette famille plus fort que l'autre, dès là qu'il y a un homme et une femme, dès là qu'il y a un père et des enfans, dès là qu'il y a un protecteur et des protégés, l'égalité cesse encore d'exister, et même de pouvoir exister : la protection suppose pouvoir, subordination.

Supposons, pour un moment, cette indépendance absolue des individus l'un de l'autre, il n'y aura plus de co-ordination de mouvemens, il n'y aura plus de sympathie, il n'y aura plus d'ensemble dans les efforts ; personne ne donnera une impulsion générale; tous les efforts seront isolés, desordonnés, divergens; personne ne se dirigera vers le même but : l'homme, le plus fort des animaux quand il est réuni à son semblable, est le plus faible quand il est seul; réduit à ses efforts individuels, il ne pourra résister aux agressions souvent simultanées, souvent co-ordonnées des autres animaux plus forts et mieux armés que lui, et il mourra dans son berceau. Son intelligence même en sera moins développée; la communication des idées, l'imitation automatique des actions, la sympathie des affections, toutes ces sources d'instruction seront taries pour lui ; il sera dans l'état d'un enfant, dans les premières années de sa vie, pour lequel ces premières années sont nulles et ne laissent aucun souvenir, comme si la vie n'était pas déjà assez courte pour nous.

Qu'on feuillette les annales de l'humanité, on trouvera deux ou trois individus surpris dans les bois et contraints à la vie sauvage par des circonstances inexplicables; hé bien! dirigés par un instinct irréfléchi, dont ils n'avaient pas même la conscience, ils ne savaient que chasser les animaux faibles et fuir les forts en grimpant sur un arbre protecteur : comme les animaux qui n'éprouvent que les besoins de leur estomac et qui n'ont pas trop de la journée pour les satisfaire, ils ne connaissaient que les sensations de la faim et de la soif. S'ils se trouvaient jetés dans une société nouvelle, ils avaient besoin d'une longue et laborieuse éducation; mais cette éducation ne leur laissait aucun souvenir de leur état antérieur; et des évènemens qui les avaient enchaînés dans une vie sauvage, si bornée pour eux; car, ils se trouvaient emprisonnés, pour ainsi dire, dans l'immensité de la nature.

Ainsi donc, dès qu'il y a eu deux hommes l'un à côté de l'autre, il y a eu supériorité et dépendance, commandement et subordination : nous trouvons cela dans les peu-

plades les plus sauvages, dans les sociétés à peine ébauchées ; l'un dirige, l'autre obéit ; les occupations se divisent
pour se perfectionner ; et, quand la division du travail
rend la production plus prompte et les produits plus parfaits, il reste à l'homme un loisir qu'il peut consacrer aux
arts d'agrément, qui rendent la vie si douce, ses journées
si courtes, et le temps si facile à porter ; car ces arts d'a-
grément sont d'instinct : la parole, le chant et la danse
existent chez les tribus les plus sauvages, chez les sociétés
naissantes à peine.

⁜

RÉFLEXIONS SUR LA LIBERTÉ.

J'entends beaucoup parler de la liberté ; nous en raffolons
pour nous (*) ; on a prostitué son nom à une anarchie tyrannique ; le despotisme le plus sanguinaire n'aurait pas
fait pis ; chaque homme a son *dada,* disait Sterne ; chaque
siècle a eu ses illusions ; les hommes, dans tous les temps,
ont sacrifié leur raison à des idées chimériques ; ils ont sacrifié ces idées chimériques à leurs passions ; les préjugés,
dans tous les temps, ont été la bride dont les charlatans ont
embouché les niais.

Par exemple, sait-on bien ce que c'est que la liberté ? Je
ne serais pas surpris que ses prôneurs, les plus enthousiastes,
ne pussent pas la définir : j'ai vu plus d'un amoureux fou de
la vertu, ignorer totalement sa nature ; et cela se conçoit ;
la vertu est une idée complexe d'une circonscription très-
étendue et très-difficile ; beaucoup de ces hommes là sont
des don Quichotte, amans éperdus d'une Dulcinée qui n'a
jamais frappé leurs regards ; que voulez-vous ? nous avons
tous besoin d'un leurre ; c'est un moteur qui met en jeu tous

(*) Peut-être un peu moins pour les autres, à la vérité ; car, ce
que nous leur en accordons, est autant de pris sur notre part.

les ressorts de notre machine : chaque siècle a eu le sien ; aujourd'hui, la liberté, voilà l'idole de la mode et de notre manie ; nous en avons fait le principe de nos constitutions politiques : pour un homme clair-voyant, le bonheur seul devrait être la base de ces machines si laborieusement compliquées.

Mais laissons cela, et occupons-nous de notre sujet. D'après les métaphysiciens, la liberté est le pouvoir de faire ce qu'on veut : je doute qu'on puisse donner un autre sens à cette expression.

Ce pouvoir est-il illimité ? Je ne le crois pas ; dans l'homme, au contraire, il est limité comme ses facultés, c'est-à-dire, comme ses forces morales, ou son intelligence ; comme ses forces physiques, et le développement musculaire de ses jambes et de ses bras.

Pour qu'un être ait droit à une liberté illimitée, il doit pouvoir tout ce qu'il veut, et vouloir tout ce qu'il doit ; or, parmi les êtres dont la série compose tout l'univers sensible, on ne trouverait qu'un être qui renferme ces merveilleux attributs.

Supposons l'homme dans l'état de nature, si éloquemment préconisé par Rousseau, mais si peu approprié à notre organisation ; l'homme peut-il tout ce qu'il veut ? Je ne le crois pas ; et la réflexion suggérera la même réponse à tous les observateurs. Les moyens physiques, les moyens moraux ne diffèrent-ils pas dans chaque homme en intensité d'action comme en durée d'action ? puisque le pouvoir varie dans chaque individu en énergie momentanée, comme en persévérance d'activité, la liberté doit varier chez chaque individu.

J'ai supposé les individus vivant isolés ; mais, quand ils se rapprochent, ils doivent chacun sacrifier une partie de leur liberté, pour conserver le reste ; j'ai fait une supposition extrêmement improbable : il n y a point, ou presque point, d'individus isolés ; qu'une combinaison de circonstances ait

pu deux ou trois fois, dans les annales de l'humanité, isoler un individu qui achetait l'exercice de sa volonté, in-
dépendant des autres hommes, au prix d'une partie de son
intelligence ; cette exception très - rare ne prouve rien
contre l'espèce humaine ; elle est organisée pour vivre en
société, comme les abeilles et les fourmis : l'instinct de la
sociabilité existe chez la majorité des animaux ; il s'exerce
même entre des espèces différentes ; mais il n'est, dans
aucun, plus développé que dans l'homme ; J. J. Rousseau
a dit que l'homme qui réflechit est un animal dépravé, et
qu'il en est de même de l'homme social ; il aurait pu dire,
avec plus de raison, que l'individu qui s'isole est un animal
dépravé ; il ne remplit pas sa destination dans l'ordre de
la Providence ; aussi il est puni de sa misanthropie, par
sa misanthropie même ; éloigné des êtres réels, il est tour-
menté par les fantômes de son imagination troublée.

Dès-là que l'homme vit en société, il est obligé de circonscrire sa liberté dans la sphère de ses droits, de manière à ne pas nuire à celle d'autrui. Mais il porte des
chaînes encore plus étroites.

N'est-il pas mari ? n'est-il pas père ? n'est-il pas fils ? Ces
noms sacrés ne lui imposent-ils pas des devoirs ? Ces devoirs
même ne sont-ils pas des plaisirs ? N'est-ce pas pour lui un
bonheur que sa dépendance ? N'éprouve-t-il pas un plaisir
à sacrifier ses désirs aux désirs de ce qu'il aime ?

Celui qui veut rester libre ne doit pas aimer ; mais, en
en perdant les délices de l'amour senti, il perd encore le
charme ineffable de l'amour rétribué, de la tendresse par-
tagée : je le trouve bien malheureux ; sainte Thérèse disait
du diable : *ce malheureux* qui ne saurait *aimer!* je suis de
l'avis de sainte Thérèse.

L'homme n'est donc point libre d'une manière illimitée ;
dans l'état isolé, les limites de son pouvoir sont celles de sa
liberté ; dans ses rapports avec ses semblables, il a des devoirs à remplir aussi bien que des droits à réclamer ; ces

devoirs sont encore pour l'exercice de sa liberté, une sphère d'activité (circonscription) d'un rayon plus court : Une liberté indéfinie, est une création métaphysique qui n'a nulle part une existence réelle.

J. J. Rousseau, cet homme *excentrique*, comme le disent les Anglais, en développant les corollaires de son insocial, *Contrat social*, n'a fait que prêcher les dogmes politiques de sa secte religieuse : on s'en est engoué ; tout le monde a cru trouver le principe vrai de tous les gouvernemens ; et soit dit avec tout le respect que je lui dois, tout ce monde là est, je crois, dans l'erreur. C'est la félicité publique et non la liberté qui est le principe des gouvernemens : un faible enfant, tombant à chaque pas et se cassant le nez sur chaque pierre, serait-il heureux d'être libre et de marcher sans lisières ?

Cependant, tous les principes trop absolus sont généralement erronés ; les esprits tranchans sont presque toujours des esprits faux ; il ne faudrait pas conclure de ce que nous sommes impropres à une entière liberté qu'il faut nous l'ôter tout entière ; de ce que nous avons besoin de soutien pour marcher, qu'il faut nous emmaillotter très-serré.

Il nous faut donc une certaine dose de liberté : nous avons des facultés ; la nature nous les a données dans un certain but, c'est-à-dire, dans notre utilité et celle de nos semblables ; elles ont besoin d'être libres pour s'exercer ; nous sommes une machine qui a des rouages et un principe de mouvement, un ressort ; quel sera son but, son utilité, si des frottemens enrayent son mouvement, ou si un obstacle extérieur l'arrête entièrement.

En empêchant les actions nuisibles, il ne faut pas empêcher les actions utiles ; c'est la liberté qui les provoque, et c'est la liberté même qui leur donne une moralité ; l'homme, esclave imbécille d'une inflexible nécessité, ne mériterait, ni ne démériterait ; ses actions n'auraient plus de moralité.

Fixer la dose de liberté, que l'on doit aux hommes, est

une chose bien difficile : d'un côté les anarchistes, ceux qui flattent le peuple, pour le museler, veulent une liberté indéfinie ; et le peuple, séduit par ce leurre, accorde souvent à leur ambition criminelle ce qu'il refuse à une puissance modérée et judicieuse : ils savent bien, ces démagogues, que la populace avide de liberté ne sait qu'en faire, qu'elle en abuse, qu'elle éprouve bientôt la satiété qui suit l'abus, et que fatiguée de ces soulévemens continuels, de cette fièvre anarchique dont elle a été si violemment travaillée, elle se jete impétueusement dans les bras du despotisme pour y trouver le repos.

Au reste, il vaut mieux, suivant moi, donner trop de liberté à la masse gouvernée que d'en donner trop peu. Quoiqu'en disent les théologiens, l'espèce humaine est bonne ; elle porte dans son intérieur, dans son organisation physique, intellectuelle et affective, des moyens de conservation ; elle fait l'utile par instinct ; si le bon est ce qui conserve, si le mauvais est ce qui détruit : nécessairement, pour que l'homme se conservât, le bien a dû avoir pour lui plus d'attrait, beaucoup plus d'attrait que le mal.

Je sais bien que quelques individus dépravés se rencontrent quelquefois ; comme on rencontre aussi, rarement à la vérité, des individus contrefaits ; les arbres s'élèvent généralement dans une ligne verticale, pour aller chercher dans l'athmosphère de l'air et du soleil ; on en voit pourtant quelques-uns tortus, chétifs et rabougris : les monstruosités sont rares au physique et au moral.

On peut distinguer la liberté civile et la liberté politique ; un examen attentif, réfléchi et judicieux des faits historiques prouverait, au besoin, que les gouvernemens qui promettent la plus grande liberté politique, donnent le moins de liberté civile ; or, la liberté civile fait bien plus pour le bonheur que la liberté politique.

J'ai dit : *les gouvernemens qui promettent la plus grande liberté politique;* et je l'ai dit à dessein ; il n'est pas bien prouvé que le leurre, qu'ils présentent au peuple en échange de la tranquilité, ils le lui donnent réellement ; ce serait une chose à examiner.

On m'a demandé quelques éclaircissemens sur un article que l'on a inséré un peu mutilé, il y a quelque temps, dans un journal ; c'est me faire plaisir ; vieillard, j'aime assez à me répéter, à faire mon thème en deux façons, à rabâcher si l'on veut, comme les hommes de mon âge ; et qui ne rabâche pas parmi nous, si, comme le veut le grand roi Salomon qui avait employé toute sa puissance, toute sa sagesse à épuiser tous les moyens de plaisir, si, dis-je, comme il le veut, *nil sub sole novum ;* si nous nous répétons continuellement ?

J'y trouverai peut-être un autre avantage ; c'est l'occasion de développer quelques idées, de me faire mieux entendre ; le vulgaire ne conçoit pas combien il est difficile pour vous de transmettre vos idées, dans toute leur intégralité de votre cerveau dans celui d'un autre ; votre image réfléchie, dans ce miroir, est toujours imparfaite ; il faut la présenter de tous les côtés :

J'ai dit que, si, comme le dit Condillac, la liberté est le pouvoir de faire ce que l'on veut ; si la liberté parfaite est le pouvoir de faire tout ce que l'on veut, cette liberté n'existe peut-être nulle part.

Chez nous, au moins, elle est limitée par la mesure bornée de nos forces physiques, par les limites de notre intelligence : un homme seul sur la terre ne serait pas libre, parce que son frêle pouvoir serait arrêté à chaque pas par sa faiblesse, et par des obstacles que cette faiblesse ne pourrait renverser.

S'il se trouvait un second homme isolé, ce serait encore pire ; cet homme voudrait aussi de son côté ; et la volonté de l'un opposerait encore des limites à la volonté de l'autre.

Si vous faites une troisième supposition, si vous admettez que ces deux hommes, sympathisant ensemble, mettent en commun leurs volontés et leurs moyens d'exécution ; ils regagneront peut-être en pouvoir et, par conséquent, en liberté le peu qu'ils en auront sacrifié ; car deux peuvent beaucoup de choses qu'un seul ne peut pas ; mais enfin, ce ne sera pas une liberté complète, puisque chacun d'eux sera obligé d'abandonner une partie de la sienne à son compagnon : je ne remarquerai pas que les parts pour chacun d'eux pourraient bien n'être pas égales ; car, le pouvoir et le vouloir ne se partageront pas également : les uns sont plus forts ; les autres, plus capricieux, plus exigeans.

Que serait-ce donc si nous parlions des liens d'amitié, des liens de famille ? Tous ces devoirs nouveaux, qui sont à la fois si impérieux et si doux, ne circonscrivent-ils pas notre liberté dans un cercle de plus en plus étroit ? qu'est-ce qu'aimer véritablement, si ce n'est faire le sacrifice de nos désirs, à notre ami, à notre amante, à notre épouse, à notre père, à nos enfans ? Et quel sacrifice ! Nous sommes heureux des privations qu'ils nous imposent ; nous sommes heureux des chaînes que la nature nous a données ; nous aimons à dépendre des objets de nos affections.

Voilà bien de la métaphysique, dira-t-on ; mais cette métaphysique établit les fondemens sur lesquels les Solons et les Lycurgues imberbes de la révolution veulent bâtir l'édifice social ; les droits de l'homme si vantés, si peu respectés, sont les conséquences des opinions ; car, ce sont les opinions qui les proclament et les développent. Est-ce bien la liberté qui sert de base aux gouvernemens ? et qu'est-ce que la liberté pour ceux qui prennent part à la discussion ? Comment entendent-ils ce mot-là ?

D'abord, le meilleur gouvernement, suivant moi, est celui qui donne aux administrés la plus grande somme de bonheur, et qui le leur donne à meilleur marché. Comment, me dira-t-on, connaître que le peuple jouit de la plus grande mesure de bonheur possible? Par l'accroissement de la population, et par le petit nombre des mendians; voilà ma réponse; mais, il n'est pas temps de développer ces questions.

On parle toujours au peuple de liberté; le peuple se compose d'individus pauvres et riches, instruits et ignorans, intelligens et bornés, vertueux ou dépravés; dans chacune de ces classes, tout le monde adopte une définition particulière de ce mot magique, et tout le monde d'après ses intérêts individuels.

La classe minime de la société y voit la liberté du pillage; mangeant le soir ce qu'ils auraient volé le matin, ils n'en seraient pas plus riches, et ceux qu'ils auraient spoliés en seraient plus pauvres; c'est-à-dire que tout le monde serait misérable, et qu'on ne doute pas de notre assertion; il n'y a pas de plus mauvais économes que ceux qui n'ont jamais eu rien à économiser.

D'autres y verraient l'égalité des biens, comme si cette égalité imaginaire pouvait durer vingt-quatre heures; qu'un enfant naisse dans une famille, qu'un vieillard meure dans une autre, adieu l'égalité des biens; qu'un père de famille soit économe, qu'un autre soit prodigue; et l'un sera riche dès le lendemain du bien que lui aura vendu l'autre, devenu pauvre par son inconduite et sa prodigalité.

Supposons même cette égalité plus solide et plus durable; quel homme alors devenu maître voudrait se faire le domestique d'un autre homme égal à lui? chacun devrait travailler pour soi; il faudrait que chacun devînt son cordonnier, son tailleur, son boulanger; mais, avec un travail plus pénible et plus long, on obtiendrait des produits plus grossiers; adieu la perfection des créations industrielles; adieu le loisir que nous consacrons aux beaux-arts; la civilisation reculerait.

Une autre classe, plus sage, y verrait un pouvoir, pru-

demment limité, de faire sa volonté ; et je me mettrais dans
leurs rangs ; les gouvernemens doivent empêcher l'abus ;
mais, cette condition remplie, ils doivent permettre l'usage
aussi illimité que cela se peut ; l'homme est animé ; il a des
organes, il a une intelligence qui les met en mouvement ;
laissons tout cela s'exercer, et, plus maladroits que Pro-
méthée, ne faisons pas d'un être pensant, sentant, voulant,
une statue inanimée.

S'il est donc vrai que l'homme doive jouir d'une certaine
liberté qui donne une moralité à ses actions, ne pourrions-
nous examiner quel gouvernement peut en laisser une plus
grande mesure aux individus qu'il régit.

C'est probablement celui qui est le plus stable ; il craint
moins d'être troublé ou renversé par l'abus que les administrés peuvent faire de leur liberté : le plus stable est-
ce la république, où chacun ayant une petite part d'autorité ne croit en jouir que lorsqu'il en abuse ? est-ce la
monarchie, où la centralisation d'action et de moyens
répressifs donne peu de chances de trouble aux intrigans
et aux têtes chaudes qui cherchent à les exploiter à leur
profit ?

Pour éclaircir davantage ce sujet, distinguons la liberté
politique, dont le privilège est de n'obéir qu'aux chefs de
son choix, comme membre d'un corps politique, et la liberté civile qui vous donne le pouvoir d'agir sans contrôle,
sans réserve aucune, comme homme, comme père, comme
fils, comme époux, comme ami : qui ne vous gêne ni dans
vos affections, ni dans votre industrie particulière : avec
l'une, vous agissez comme citoyen ; avec l'autre, vous
agissez comme homme destiné par la nature à vivre, à
vous conserver, à vous régénérer. Je ne suis pas bien sûr
des causes ; mais je connais les effets ; eh bien ! j'ai remarqué que plus vous aviez de liberté politique, comme
dans les républiques, et moins vous aviez de liberté civile ; je demanderai alors laquelle de ces libertés fait

plus pour le bonheur; cependant, ce que je viens de dire est fondé sur une étude approfondie de l'histoire des républiques grecques et de la république romaine.

Ainsi donc la monarchie, gouvernement solide et durable, vous donne la liberté civile; et cette liberté vous donne la paix, la tranquillité; avec cela il ne tient qu'à vous d'être heureux.

La république avec la liberté politique vous donne le trouble, les intrigues, les factions, la guerre civile, l'espionnage, les dénonciations, les visites domiciliaires, l'emprisonnement, la guillotine.

Mais, cette liberté politique, êtes vous bien sûr d'en jouir? Vous nommez vos magistrats, vous nommez vos gouvernans, dites-vous! Mais, vous n'avez dans les élections que votre petite part, que votre vote individuel; encore vous n'êtes pas libre de voter comme vous l'entendrez, car vous êtes forcé de vous grouper avec d'autres citoyens, sans quoi votre vote individuel sera toujours nul. Ainsi, neuf fois sur dix, vous serez forcé de nommer un autre homme que celui de votre choix.

Notez que je suppose une scrupuleuse loyauté, dans le recueil des votes; et c'est ce qui arrive rarement, car, dans la tactique des assemblées populaire, l'ambition, l'intrigue sont plus habiles et moins délicates que l'exacte probité sur le choix des moyens.

C'est pourtant à ce leurre, à cette espérance si incertaine, à ces priviléges si mal appuyés que vous sacrifiez la tranquillité de votre pays, et votre propre tranquillité: cela vaut-il ce que cela vous coûte?

DU CONTRAT SOCIAL.

On a adopté, pour base de nos gouvernemens constitutionnels, le *Contrat social* de Jean-Jacques Rousseau : des législateurs imberbes ne jurent que par ses dogmes : A-t-on bien raison ?

Nous savons bien que les églises protestantes doivent, pour être conséquentes avec elles-mêmes, adopter un système républicain, comme celui du contrat social : cette église calviniste ne reconnait pas un chef unique ; elle ne reconnait pas l'autorité de la tradition ; la prescription n'a point d'autorité pour elle ; elle doit être en politique comme en religion.

Mais, les opinions calvinistes ne sont pas une autorité pour nous ; elles en appellent au raisonnement ; adoptons le même tribunal, et voyons si ses décisions ne seront pas pour nous, contre l'attente de nos dogmatiseurs républicains.

On suppose une réunion d'individus qui choisissent, parmi eux, quelques hommes notables pour les gouverner ; on suppose qu'ils s'unissent par un lien réciproque, et que les futurs gouvernés font leurs conditions avec les futurs gouvernans.

D'abord, on a beau compulser les traditions historiques, on ne trouve rien de semblable ; aucun notaire contemporain n'a conservé la minute d'un pareil contrat.

Les anciennes républiques de l'antiquité ont toutes commencé par des monarchies : si ces ruches avaient essaimé, la nouvelle colonie avait déjà mis à sa tête un homme d'une famille remarquable, ou bien remarquable lui-même par son courage et ses talens.

Je suppose pourtant qu'un contrat social de nature

analogue ait put exister; à coup sûr il n'a pas existé long-temps.

En effet, que pouvaient dire les membres de cette nouvelle population pour renoncer aux coutumes paternelles? pour changer leur ancien gouvernement contre un gouvernement nouveau? Les chefs du gouvernement détruit, leur auraient probablement opposé l'autorité paternelle, la prescription : ils auraient aussi probablement répondu qu'on ne prescrit pas contre les priviléges naturels, que les pères ne peuvent prescrire pour les enfans : mais, leurs répondraient les vieilles perruques, ce que vous nous opposez, nous vous l'opposerons à notre tour : dans votre nouvelle société, des enfans viennent de naître, ils deviennent adolescens; enfin, ils atteignent l'âge où le développement de leurs forces et de leur intelligence les autorisent à stipuler pour eux-mêmes. Eh bien! ces enfans ne peuvent-ils pas venir vous dire; vous ne pouvez pas plus stipuler pour nous, que vos pères ne pouvaient le faire pour vous; le gouvernement, que vous avez établi, ne nous plaît pas; nous voulons le changer; vous ne pouvez lier notre volonté par votre volonté : vous aviez pour vous la majorité des voix, dites-vous; eh bien! nous l'avons à notre tour; et nous emploierons contre vous les mêmes argumens que vous opposiez à nos aïeux; c'est-à-dire, le droit du plus fort : d'ailleurs, votre gouvernement nous promet la tranquillité, le bonheur; il nous le vend très-cher, et ne nous le donne pas; nous voulons essayer d'un autre : voyons si le hasard ne nous servira pas mieux que votre prudence à barbe blanche ne vous a servis.

Vous vous vantez d'avoir eu la majorité. Qu'en savez-vous, quand, sur une grande population, vous n'avez eu qu'un petit nombre de votes pour ou contre, et que le grand nombre, préférant la tranquillité à la politique, s'est abstenu de voter? Enfin, quels sont les individus qui vous ont donné leurs votes? Ce sont les têtes les plus effervescentes, les hommes les plus passionnés, les gens qui, n'ayant rien à perdre, ne peuvent que gagner à un bouleversement social, ou enfin des gens faibles et sans instruction, influencés par ces autres plus ardens : la violence et les passions commandent ; la sagesse obéit.

D'ailleurs, sous ce fameux gouvernement républicain, les affaires se discutent dans toutes les cabanes, dans tous les villages ; mais elles ne se décident que dans la capitale. Ainsi, dans Rome était la liberté ; mais la servitude était partout ailleurs. Et qui décidait dans Rome ? Non les plus sages, mais les plus emportés : un petit nombre d'audacieux donnait des lois à cent millions d'hommes paisibles et modérés. Le titre de citoyen romain était sacré dans Rome ; mais partout ailleurs il était le jouet des proconsuls.

<hr>

DES FAITS DE CONSCIENCE.

On parle beaucoup de faits de conscience ; on ne les définit point ; on ne les circonscrit point : l'école allemande, l'école écossaise, les partisans de Reid nous en fatiguent l'oreille ; M. Cousin en raffole ; M. Jouffroi, avec son bon esprit et ses idées lucides, ne cesse de les indiquer, mais sans nous dire ce que c'est ; le besoin d'un argument à lancer à Condillac les a fait inventer, je crois : et pourtant Condillac, dans son Traité des sensations, a montré comment les faits de conscience naissent de la sensation même.

Ainsi, je pense que l'amour, la haine, l'espoir, la crainte, le désir, l'attention, l'ennui, sont ce que les métaphysiciens modernes décorent du nom de faits de conscience ; qu'ils me disent donc ce que c'est, si je me trompe ?

En effet, il y a deux choses à observer dans l'action des

corps extérieurs sur nos sens ; la perception d'une cause extérieure à nous ; ensuite le plaisir ou la douleur qui accompagnent cette perception ; ce que l'on peut désigner par le mot de sensation (*).

Quant à la perception, elle peut être plus ou moins vive, tantôt par l'action plus ou moins intense des corps influens, tantôt par la sensibilité plus ou moins développée de l'organe influencé. Sentir, et sentir que l'on sent est la même chose, le même fait vital ; il n'y a de différence que dans son énergie ; si l'on veut aller plus loin, l'on ne fera que du galimathias : que l'on me dise comment l'on sentirait, si l'on ne sentait pas que l'on sent ? Je m'arrête ; car, en combattant une idée si ridicule, je ferais moi-même de la battologie.

Ce qu'on pourrait soupçonner, c'est que nous avons la faculté d'activer, de mettre dans une espèce d'orgasme l'organe influencé, de manière à ce qu'il ressente l'action du corps extérieur avec toutes ses modifications, quand ces modifications auraient autrement resté inaperçues ; relativement aux affections de la volonté, elles sont, avec la sensation agréable ou douloureuse, une seule et même chose ; on ne peut pas éprouver du plaisir, et ne pas le désirer ; on ne peut pas souffrir, et ne pas craindre la douleur : tout cela est une seule et même chose ; ce qu'on appelle raisonnement n'y est pour rien.

Au reste, ces sensations agréables et pénibles sont continuellement modifiées par les sensations antérieures et les autres sensations simultanées, de manière à changer de nature, pour ainsi dire. Ainsi, une sensation pénible d'abord, peut dans la suite devenir agréable, si un

(*) Notre langue est si incomplète que je suis forcé d'employer le mot de *sensation*, d'abord pour indiquer généralement l'effet général des corps extérieurs sur nos sens, et ensuite pour indiquer la douleur ou le plaisir qui accompagnent cet effet ; cela me rendra peut-être obscur, mais je n'ai pu mieux faire.

second sentiment de bien-être la suit immédiatement ;
la moutarde, le poivre, l'eau-de-vie, déplaisent à la
première épreuve, et deviennent ensuite, par l'habitude,
un goût particulier ; les enfans aiment généralement le
sucre, et ce condiment mangé sans mélange flatte peu
la sensualité des personnes d'âge fait : on a vu des hommes mal organisés trouver une espèce de volupté dans
la douleur, et jouir des tourmens volontaires qu'ils s'in-
fligent : on connait le traité de Mcibonius *de Usu flagro-
rum in re venerea*, et M. de Sèze, dans ses Recherches sur
la sensibilité, en cite un exemple remarquable ; des individus mal organisés trouvent le plaisir dans les douleurs
qu'ils voient éprouver, qu'ils font éprouver à l'objet de
leur affection ; l'amour a quelque chose de cruel ; la nature la voulu ainsi ; et la victime, comme le sacrificateur,
s'attachent l'un à l'autre par les larmes et le sang que
l'un a fait couler, et que l'autre a versés : la majorité des
hommes est faite comme cela.

Apellerait-on faits de conscience, ces espèces de douleurs
vagues, obtuses, indéfinissables, qui accompagnent le malaise des organes intérieurs ; ces sensations acquièrent un
peu de précision par l'exploration minutieuse qu'en font
les organes extérieurs ; mais cela se réduit à peu de
chose.

Donnerait-on le nom de faits de conscience à ces rêveries désordonnées, auxquelles nous nous abandonnons
dans les momens d'ennui ou de demi-sommeil, ce serait.
leur faire beaucoup d'honneur ; un mouvement dans une
partie du cerveau peut déterminer plusieurs mouvemens
successifs dans d'autres parties ; cela tient à la simultanéité des sensations, à l'association fortuite des idées ;
surtout quand l'action des corps extérieurs ne ramène
pas toujours ce qui est rêvasserie dans notre tête à ce
qui est réel dans l'univers, ne sert pas de régulateur au

mécanisme de nos idées, ne colore pas les images qui
se dessinent dans notre imagination.

Voilà, je crois, comment ont raisonné les philosophes
allemands : il n'y a point d'effet sans cause, or, ces rêvasseries sont un effet qui doit avoir une cause daus l'univers ; donc ces rêvasseries sont quelque chose de réel ;
on doit les classer dans les phénomènes de notre existence intellectuelle : cela doit avoir la même importance
que le délire d'un malade, ou les hallucinations d'un ma-
niaque.

Après tout cela, il faut avouer qu'il y aura toujours
quelque chose d'obscur que l'homme sera toujours une
énigme pour l'homme : puisque connaître l'homme, ne
peut appartenir qu'à un être supérieur à l'homme, et
que, chétif et borné dans ses moyens de connnaissances,
l'homme ne connait pas même complètement des animaux inférieurs à lui, qu'il ne connait pas même un
moucheron.

HIPPOCRATE.

APHORISME PREMIER.

La vie est trop courte pour la connaissance de l'art; il faut saisir l'occasion; les essais offrent des dangers; le jugement est difficile à porter; le médecin doit satisfaire promptement aux indications urgentes; mais il doit être secondé par le malade, par ceux qui l'entourent, même par les choses extérieures qui peuvent influer.

Cet aphorisme est la préface de tout l'ouvrage; elle est précise, elle est énergique; mais la traduction offre des difficultés.

On emploie dans le grec, le latin, le français, des mots corrélatifs, pour exprimer des idées analogues : mais, dans les mots qui représentent des idées complexes, il est difficile de savoir si les Grecs, les Romains, les Français attachaient à ces mots le même ensemble, les mêmes modifications d'idées simples; tous les jours nous voyons deux hommes, parlant la même langue, discuter ou plutôt disputer, parce qu'ils n'attribuent pas la même signification précise aux mots qu'ils emploient.

Appréciez, après cela, l'embarras d'un traducteur qui veut rendre les idées d'un auteur qui a écrit, il y a deux mille ans, dans une langue étrangère.

Le savant Leclerc avait fait ces réflexions dans son *Ars critica;* les traductions variées de ce premier aphorisme me les rapellent; Foes traduit *Peira Sphalerè* par *experientia fallax;* un autre, par *experimentum periculosum.* Quel parti prendre? Hippocrate n'entendait pas, je pense, par ces mots l'expérience que donne une longue pratique; l'épithète, qu'il y a ajoutée, ne permet pas de le supposer; ne faisant point de vivisections, d'expériences sur les animaux vivans, sûrement qu'il n'en parle pas ici; il indique donc probablement les tentatives pour appliquer un remède qui a guéri une maladie à une maladie analogue :

Le mot *crisis chalepè* offre encore plus de difficulté; il indique ordinairement, dans notre auteur, la solution d'une maladie, le jugement d'une maladie, la crise enfin; le malade, comme un accusé devant le tribunal de la nature, se trouve définitivement acquitté; ici néanmoins notre auteur l'emploie, pour indiquer la détermination d'une maladie, le diagnostic.

Ces remarques font sentir la difficulté d'une traduction, surtout quand un intervalle de deux mille ans a rendu peu d'idées communes entre l'auteur et le traducteur : étudions l'esprit de l'aphorisme, à la doctrine qu'il établit, aux idées qu'il fait naître : Galien interprète le mot de *crisis* par jugement; car, dit-il, il faut deux choses pour créer la science, l'expérimentation qui est pleine de dangers, et le jugement qui est difficile : ce mot de jugement indique deux choses, dans notre malheureux idiôme; la faculté qui juge d'abord; ensuite l'acte de cette faculté, l'exercice de cette faculté; or, c'est dans cette seconde acception qu'on peut dire que le jugement est difficile : n'est-ce pas, au reste, une pauvre langue que celle où l'on peut dire : vous avez trop de jugement pour prononcer ce jugement?

Après ces ennuyeuses discussions grammaticales, venons à des objets plus sérieux, ou au moins plus substantiels. Nous pensons, comme Hippocrate et comme Galien,

son commentateur, que l'observation est la seule base solide de l'art de guérir. Un malade a été mieux après
l'application de tel remède; nous en faisons l'application
à cet autre malade, dans lequel des symptômes analogues décèlent une lésion intérieure semblable; ce moyen
offre des incertitudes; mais c'est le seul qui nous soit
donné; il n'est d'ailleurs pas si facile qu'on le croit;
l'art de bien voir n'est pas donné à tout le monde; et
peu d'hommes sont exempts des préjugés et des opinions
préconçues qui font mal voir.

Quelques médecins ont pris une autre direction, partant de principes hypothétiques adoptés sans examen,
énoncés sans preuve, ils en ont fait l'application aux maladies qui ont fixé leurs regards; donnant leurs rêveries
pour des réalités, ils ont plié les faits à leurs dogmes;
plaçant les observations, pour ainsi dire, sur le lit de
Procuste, ils les ont mutilées : suivant eux, l'inflammation est identique dans tous les tissus; et il n'y a aucune affection spécifique; suivant eux, il n'y a qu'une
maladie, la gastrite; il n'y a qu'un système de remèdes,
la saignée et l'eau chaude; enfin, suivant eux, il n'y a
qu'une forme de mouvement vital, la contraction; c'est
beaucoup simplifier la physiologie, et la pathologie;
mais, est-ce voir la nature comme elle est? C'est la mutiler pour la circonscrire dans les petites dimensions de
son cerveau.

Ainsi, par exemple, l'anatomie pathologique, si posi-
tive dans ses résultats, l'anatomie pathologique même,
qui a fait tant de progrès de nos jours, a été pervertie
par la doctrine prétendue physiologique; on a vu, par
exemple, les effets d'une inflammation de l'estomac toujours la même, dans l'amincissement de ses membranes
comme dans leur épaississement, dans leur ramollisse-
ment comme dans leur augmentation de densité, dans
leur pâleur comme dans leur rougeur intense; tant l'ima-

gination déprave la manière de voir; et la prévention, l'intelligence.

Ces sectaires, intolérans comme des théologiens, nous opposeront le fameux sophisme logique *post hoc, ergo propter hoc.*

De ce qu'une chose arrive après une autre, il ne s'ensuit pas que la seconde soit cause de la première; je conviens qu'une seule observation prouve peu de chose; mais, quand plusieurs observations se groupent, quand elles parlent le même langage, ce qui n'était qu'une probabilité très-incertaine devient une certitude morale, égale à celles que nous offrent les autres sciences, ouvrages de l'homme et imparfaites comme lui : et d'ailleurs, un seul fait bien vu vaut mieux que tous leurs systèmes bâtis en l'air, avec des rêves pour matériaux.

Je sais qu'ils ont beaucoup parlé de physiologie, de médecine physiologique, comme si les autres médecins n'avaient pas fait à la médecine des applications physiologiques. Mais ces autres médecins n'avaient appliqué à l'art de guérir que les conséquences physiologiques résultant immédiatement des faits, car cette science est appuyée sur les faits comme la pathologie : eux, au contraire, appliquent à la médecine des résultats auxquels ils ne parviennent que par une longue série de raisonnemens et d'inductions; or, les causes d'erreurs se multiplient à mesure que l'esprit humain, si peu sûr de lui-même, si accessible à l'erreur, s'éloigne du point de départ, à mesure que les raisonnemens se multiplient : ils ont parlé de physiologie, de médecine physiologique, ai-je dit, et le médecin qui a fait le plus emphatiquement sonner ces grands mots, est celui qui a montré le moins de savoir en physiologie, et qui a fait une physiologie mort-née, abandonnée à l'oubli et à la poussière, par ses sectateurs même les plus ardens.

D'ailleurs, savons-nous tout en physiologie ? pouvons-nous tout savoir ?

Nous ne savons pas tout, car nous ignorons l'usage et les fonctions de la rate, des vesicules surrenales, du thymus, etc., etc. ; peut-être une de ces connaissances étant acquise changerait-elle totalement notre système physiologique ? Tout se tient, s'accorde, sympathise dans notre machine ; tous nos organes sont des rouages qui s'engrènent mutuellement ; le mouvement normal de l'un fait le mouvement normal de l'autre, fait la marche normale de tous ; le mouvement irrégulier d'un seul altère le mouvement de l'ensemble : nous connaissons à peine ce qu'il y a de grossier dans le mécanisme de notre organisation ; et nous ignorons complétement les fluides vivifians, les réactions mutuelles de ces fluides qui l'animent et la mettent en mouvement ; nous voulons expliquer les mystères du corps humain, et nous ignorons quel mobile secret fait mouvoir l'aile d'une mouche, ou les antennes d'un papillon.

Nous ne pouvons tout savoir, ai-je dit : il y a bien plus, nous ne pourrons jamais tout savoir ; l'homme, avec tous les moyens qui lui sont prodigués par la physique et la chimie, ne pourra jamais former son semblable, autrement que par les organes que la nature a destinés à cet usage, et dont un instinct impérieux lui commande l'exercice ; l'homme ne connaîtra donc jamais ce que c'est que l'homme ; il sera toujours une énigme pour lui-même ; c'est que connaître indique toujours une supériorité d'intelligence dans l'être qui connaît sur l'être qui est connu.

On a pu voir par ces réflexions qu'on peut avoir, à beaucoup moins de frais, une médecine plus solide et moins hypothétique : et c'est même le vœu de la nature qui, voulant la conservation de l'être qu'elle a créé,

lui a toujours rendues faciles les connaissances nécessaires à cette conservation.

Arrivons à la dernière partie de l'aphorisme, mais,
avant cela, repondons à un réproche que l'on fait à l'art
de guérir; ce n'est, dit-on, qu'un calcul de probabilités;
sans doute, elle n'a point la certitude des mathématiques;
mais les mathématiques sont une création totale de notre
imagination; nous avons, pour ainsi dire, taillé les mor-
ceaux à la mesure de notre intelligence qui doit les remuer
et les combiner : ainsi, pour simplifier le problème, nous
supposons un cercle, une superficie circulaire, un sphéroïde parfait; nous parvenons ainsi à des résultats certains; mais tout cela existe-t-il dans la nature? et quand
nous voulons faire l'application de toutes ces belles dé-
couvertes aux corps réels, ne se trouve-t-il pas que
nous n'obtenons, au lieu d'une certitude complète, qu'une
approximation, plus ou moins rapprochée, mais suffisante
pour nos besoins? Trouvons-nous, par exemple, dans la
nature un sphéroïde parfait dans sa forme, également pé-
sant dans tous ses points, de manière que le centre de
gravité mathématique corresponde au centre de gravité
physique? Cette incertitude que nous trouvons dans les
mathématiques appliquées; nous la trouvons dans la physique, nous la trouvons dans la jurisprudence, nous la
trouvons dans l'agriculture et dans les autres arts; tout
cela est l'ouvrage de l'homme, et imparfait comme lui :
mais ne nous plaignons point : que nous importent les
causes? nous n'avons besoin que des résultats; et tout
cela nous fournit des résultats suffisamment certains pour
nos besoins; un agriculteur ne veut point connaître la
cause qui fait germer le blé; il ne désire pas calculer,
avec une précision mathématique, le nombre d'épis qu'il
recueillera dans son champ : serait-ce pour lui une
raison pour ne pas le labourer? il sait à peu près
le nombre de boisseaux qu'il en aura : ne doit-on pas

cultiver la médecine, parce qu'elle ne nous donne que des probabilités et non de la certitude ?

D'autres personnes ont été plus loin ; elles ont nié même qu'il y eût une médecine, un art de guérir, et s'en faisaient un mérite à leurs propres yeux ; les philosophes du siècle de Louis XV n'étaient pas plus fiers, quand ils avaient nié l'existence de Dieu et l'immortalité de l'âme ; quel grand motif de s'estimer, quand on ne pense pas comme tout le monde ! au moins, je pense que ces gens-là ne se vanteront pas d'avoir le sens-commun.

Nier qu'il y ait un art de guérir, c'est nier qu'il y ait des moyens qui guérissent, ou au moins qui soulagent : nier que ces moyens existent, c'est nier l'influence des corps extérieurs sur le nôtre ; c'est nier que l'eau fraîche, les acides étanchent la soif, que les alimens appaisent la faim : si les influences extérieures se font sentir à l'homme en santé, moins impressionable par le jeu régulier de tous ses organes ; elles doivent agir plus vivement sur l'homme malade, en qui la force de résistance est diminuée.

Si ces moyens existent, l'art qui en règle l'application doit exister aussi ; la maladie est pour vous une nécessité de la faire ; or, vous en rapporterez-vous, pour cette chose importante, à vos caprices, aux préjugés ridicules d'une garde malade, ou aux conseils d'un homme judicieux instruit par la lecture, l'éducation et l'expérience ? Voilà la question : tout homme de bon sens verra que le ridicule ne tombe pas sur ceux qui prennent un médecin ; il ne s'agit que de le bien choisir.

« Le plus âne des trois n'est pas celui qu'on pense. »

Ces réflexions d'Hippocrate lui servent de motif pour exposer en aphorismes les préceptes d'un art si difficile, exercé par un être aussi sujet à erreur que l'homme, ayant une existence aussi courte à parcourir : ensuite, il nous indique à quelles conditions nous recouvrerons la santé ; un ensemble de précautions est nécessaire pour cela ; le malade

doit être docile, doit être exact; les assistans doivent seconder le médecin et le malade; il faut que tout ce qui est
en contact avec tous les points de son épiderme, avec tous
les pores de ses membranes muqueuses, il faut que tout ce
qui frappe ses sens et émeut son intelligence concoure à cet
heureux changement : le vulgaire croit trop facilement à
l'efficacité d'un seul remède, il croit trop facilement qu'une
seule précaution dispense de toutes les autres; et peut-être
quelques médecins sont-ils peuple à cet égard. Que font, par
exemple, quelques verres d'une boisson salutaire, compa-
rés à la masse d'alimens souvent nuisibles ingérés dans un
estomac malade.

APHORISME II.

« Dans les perturbations du ventre et les vomissemens spontanés, si les purgations (*cathoo*) sont
comme il le faut, cela concourt heureusement, et
elles sont facilement supportées; il en est de même
de l'évacuation des vases, si tout cela n'arrive pas,
cela est un indice contraire.

» Il faut tenir compte, du pays, de la saison, de
l'âge, de la maladie dans laquelle cela convient,
ou non. »

Hippocrate entend probablement par *taracheesi* les diarrhées spontanées, en opposition avec le mot *emetoisi* qui
signifie les vomissemens. Le premier mot grec indiquerait
plus généralement les troubles des intestins : pourquoi dans
la phrase suivante ne parle-t-il que des évacuations par
bas? Il parle ensuite de l'évacuation des vases *keneassgeie*,
probablement soit par la saignée, soit par les sueurs ou
les urines, soit par une diète rigide. Galien met cela en

question, mais Hippocrate pratiquait-il la saignée? dans ses épidémiques on n'en voit aucune trace.

Au reste, le vieillard de Cos a oublié une chose importante : il ne nous donne point un critérium pour reconnaître les évacuations salutaires, soit par haut (*anoo*), soit par bas (*katoo*); ou plutôt ce critérium arrive trop tard pour fixer notre indétermination, puisqu'alors il est trop tard pour seconder ou pour arrêter les évacuations, quand elles ont produit leur effet, et qu'avant cette époque nous avons dû prendre un parti.

Depuis quelques années la pratique médicale a beaucoup changé sur ce point; nos ancêtres purgeaient; il y a vingt ans nous émétisions avec Stoll et les Allemands. Depuis quelques années, élève du docteur Sangrado, M. Broussais nous a réformés; repoussant l'émétique et le séné, nous gorgeons nos malades d'eau chaude et de mucilagineux : les Galénistes ne voyaient que les humeurs; les médecins solidistes ne voyaient que les organes sur lesquels ces humeurs agissaient : c'était ne voir que la moitié du problème.

Il y a une action et une réaction mutuelle entre les solides et les liquides qui les arrosent, les pénétrent et les vivifient; une légère variation dans la composition de ces liquides si altérables en détermine une grande sur les vases si irritables; et réciproquement un léger changement dans le travail des organes contenans détermine une modification dans les fluides contenus. Tout est vivant dans le corps humain.

Nous ne voyons jamais l'économie animale dans son entier, parce que notre intelligence est bornée; mais ce qu'il y a de pis, c'est que tout est de mode en médecine, et que cette mode varie tous les vingt ans. On dirait que la structure du corps humain, et tout ce qui l'influence en bien ou en mal dépend d'un médecin systématique et ambitieux.

Il est vrai que cet émétique si prodigué, il y a vingt ans, ne produit son effet qu'au prix d'une irritation plus ou moins forte ; mais les liquides évacués par ce moyen ne provoquent-ils point aussi une grande irritation ; c'est au médecin à calculer ces chances, et à ne pas donner quelquefois un remède pire que le mal. N'y a-t-il pas des circonstances où ces moyens perturbateurs ont eu du succès ?

L'émétique donné à petites doses répétées produit plus efficacement des vomissemens : outre la secousse qu'il imprime aux muscles abdominaux, le vomissement comprime les poumons engorgés d'un pneumonique entre les côtes et le diaphragme, comme on comprime une éponge entre les doigts ; il accélère la circulation dans ces organes, et déblaye les bronches des mucilages poisseux qui les engouent.

Mais il y a bien plus ; Laennec le donnait à grande dose, et sans déterminer ni vomissement, ni diarrhée ; ce moyen curatif, en empêchant les congestions sanguines locales, en établissant une repartition égale du sang et une diaphorèse générale, guérissait les pneumonies les plus intenses : la théorie et la pratique concourent à le prouver.

On criera : à la gastrite comme au feu ; mais, est-il probable que l'estomac soit un organe si délicat, si irritable, si accessible aux inflammations ? les hommes ont introduit dans sa cavité des alimens très-sapides, des épices très-piquantes, des liqueurs fermentées et alcoholiques ; ils en ont introduit dans tous les temps de l'histoire, dans tous les lieux de la terre ; l'instinct a toujours parlé le même langage : avons nous vu une épidémie dépeupler l'univers ? ce mouvement automatique donné à l'espèce humaine pour sa conservation, l'a-t-il étouffée dans son berceau, en l'égarant par d'insidieuses inspirations ? cet être, dont le développement physique et moral est si tardif, serait mort, avant que la lente éducation de l'expérience lui eût appris à se méfier.

Expliquons à M. Broussais et à ses sectateurs ce qui les induit en erreur :

Quand la fièvre, c'est-à-dire une irritation générale, est devenue la suite d'une irritation particulière, dans une machine dont toutes les roues s'engrènent, dans un système d'organes liés par une sympathie mutuelle ; chaque viscère a sa part de la souffrance commune, et l'a exprimée à sa manière ; ainsi, dans une exacerbation, nous voyons la céphalalgie déceler l'irritation du cerveau, la toux indiquer l'irritation pulmonaire, l'accélération du pouls proclamer la souffrance du cœur, les vomissemens, les coliques, la diarrhée exprimer l'irritation du ventre et du tube alimentaire qui y est contenu : enfin, nous reconnaissons dans les douleurs contusives, la rougeur, la chaleur, la sécheresse de la peau et des membranes muqueuses, les effets du système capillaire sanguin enflammé ; pourquoi vouloir que l'estomac n'ait pas sa part de l'irritation générale ? ou croire *mordicus* qu'il l'éprouve seul, quand il ne fait que la partager ; on pourrait même affirmer plus, c'est que l'estomac est le moins irritable des organes que revêt intérieurement une membrane muqueuse ; et, par conséquent, qu'il éprouve la plus petite part de l'irritation commune : destiné par la nature à recevoir dans sa cavité, des substances de natures variées, pendant que les autres organes ont leur membrane muqueuse toujours en contact avec des fluides ou des gaz toujours analogues dans leur nature et leur composition, l'organe de la digestion devait avoir une sensibilité moins exquise, moins spéciale, et qui, quoique émue par des stimulus si variés, devait en être moins facilement blessée.

APHORISME III.

« Dans ceux qui se livrent à la gymnastique, le bon état du corps porté à l'excès est dangereux ; il ne peut, en effet, rester. stationnaire et dans le calme, comme il ne peut rester stationnaire et devenir meilleur, il tombe pire. Diminuer, sans retard, cet excès de santé est utile, afin que le corps recommence à s'améliorer; n'exciter point le concours des organes vers le mieux; mais accroissez leur jeu autant que le tempérament du sujet vous le permet, pour qu'il soit durable.

» D'un autre côté les évacuations excessives sont dangereuses; de même la restauration par la nourriture, portée à l'excès, très-dangereuse. »

On a traduit le mot *ghumnasticoisin* par *exercitantibus;* cette traduction a une signification trop générale : Hippocrate indique ceux qui s'exercent tout nus, les athlètes.

Cet aphorisme a deux parties : d'abord Hippocrate parle des athlètes parvenus au *summum* de leurs forces et de leur embonpoint musculaire ; Galien ne veut pas même qu'on applique cet aphorisme à ceux dont les travaux de l'agriculture ont développé la vigueur : l'expérience a parlé comme Hippocrate ; nous n'avons pas d'athlètes ; mais nous avons des hommes que leur état oblige d'employer tous les jours leur vigueur tout entière. Eh bien ! ces efforts répétés, nous les voyons tous les jours déterminer chez ces hommes des anévrismes et des attaques d'apoplexie : la physiologie nous fournit des données pour résoudre ce problème; dans un homme qui soulève un fardeau, nous voyons s'accélérer la circulation et la respiration qui sympathise avec elle ; le sang se porte à la tête, les oreilles tintent, la figure devient violette ; tout cela ne décele - t - il pas les efforts du cœur, l'engouement du poumon, l'afflux sanguin vers le cerveau passivement affecté.

Or, dans notre organisation sociale, ces efforts sont continuellement renouvellées dans certaines professions qui s'occupent exclusivement d'un seul travail, et qui, par conséquent, exercent exclusivement un seul organe ; ces efforts continuellement répétés doivent donc influencer ces organes, et les influencer d'une manière nuisible ; le cerveau, le poumon, le cœur doivent particulièrement souffrir dans les hommes de peine et les porte-faix ; car le cœur réagit spécialement sur le poumon et le cerveau.

On ne doit pas considérer un embonpoint excessif comme une preuve de santé : cet embonpoint, inconnu chez les jeunes gens, ne se développe que chez les hommes qui, ayant passé l'âge de maturité, sont parvenus sur les confins de la vieillesse ; les vétérinaires saignent, c'est-à-dire affaiblissent les animaux qu'ils veulent engraisser : cet embonpoint tient à un léger affaiblissement de la puissance assimilatrice, et, par conséquent, de la vie ; la graisse qui engoue le tissu cellulaire est une substance peu animalisée : elle s'y accumule par suite d'un dérangement d'équilibre entre la nutrition et les sécrétions, entre la recette et la dépense (équilibre qui constitue la santé de l'homme fait) ; enfin, l'embonpoint donne lieu à plusieurs maladies qui épargnent le plus souvent les hommes maigres : aussi les femmes connaisseuses par instinct disent-elles qu'un bon coq n'est jamais gras ; aussi Hippocrate dit-il que les tempéramens secs sont plus vigoureux que les tempéramens humides.

Hippocrate parle ensuite de ceux que la maladie et un traitement trop évacuant ont trop affaiblis : si cette fai-

blesse va jusqu'à détruire la force vitale ; s'il n'en reste
pas assez pour aider les organes à se refaire, à reprendre
des forces, à sympathiser ensemble d'activité, d'efforts et
de sensibilité ; l'individu devra nécessairement succomber : il est très-difficile d'assigner le point où les évacuations sanguines ou humorales doivent s'arrêter : la
fièvre même n'est pas à cet égard une indication suffisante ; car il ne faut pas saigner jusqu'à ce que la fièvre
cesse ; vous détruiriez l'action fébrile, mais vous empê-
cheriez la réaction salutaire de la nature ; le pouls ne
donne donc qu'un signe infidèle ; les hommes de travail,
par exemple, ont toujours le pouls dur, quoique les forces défaillent ; le travail a développé leur force musculaire
outre mesure ; le cœur, muscle creux, partageant les efforts des autres muscles partage leur excessif développement, il bat fort même vide de sang, et les artères alter-
nant avec ses contractions par leurs pulsations battent fort
quoique dépourvues de ce liquide vivifiant ; leur pouls vous
tromperait donc.

Au reste, Hippocrate donne là un conseil très-dange-
reux et d'une difficile exécution ; si cette embonpoint
mollasse et boursouflé ne peut rester stationnaire, notre
sujet malade, par trop de santé apparente, se trouvera-t-il
mieux d'être affaibli par des remèdes, ou par des évacuations spontanées que provoque la nature médiatrice ? Je
n'ose prononcer, quoique la nature fasse mieux que nous
ce qu'elle fait : altérer par des purgatifs l'organe de la nutrition ; diminuer l'embonpoint, par la lésion d'un rouage
important de la machine animale, serait le calcul d'un fou ;
un exutoire, une diète tenue, un exercice employant d'autres muscles, le massage, les frictions seraient des moyens
moins dangereux et plus utiles.

Au reste, Hippocrate a voulu prouver par là que l'extrême maigreur et l'extrême embonpoint sont dangereux.
Il ne parle des athlètes que comme exemple.

APHORISME IV.

« La diète chétive et minutieusement calculée est,
dans les longues maladies, toujours dangereuse, et
quelquefois dans les maladies aigues ; la diète extrêmement sévère est d'un effet incertain ; d'un autre
côté, la réplétion excessive offre des dangers. »

Hippocrate emploie des expressions peu tranchantes ;
il n'affirme pas *mordicus* comme un jeune docteur : en
France la vieillesse doute, et la jeunesse affirme ; ainsi
va le monde.

Du moment que la fièvre annonce une excitation générale du système sanguin, et conséquemment une excitation douloureuse de tous les organes qu'il arrose, nourrit et vivifie ; on ne doit donner à l'estomac qui partage
la souffrance commune que des alimens faciles à digérer,
c'est-à-dire des alimens liquides et peu irritans ; dans
toute autre supposition l'auteur nous apprend qu'un régime un peu substantiel convient mieux qu'une diète sévère. Galien dit que l'alimentation pleine augmente, que
l'alimentation modique soutient, que l'alimentation tenue
diminue les forces ; il ajoute que dans les maladies très-
aigues (de quatre jours), il conseil un jeûne complet ; dans
les maladies aigues simplement (d'une semaine), il donne
de l'hydromel ; qu'il donne de la tisanne, dans les maladies
longues ou les forces du corps ne suffisent qu'à peine à la
longueur du mal.

Ainsi donner des alimens à un fébricitant, c'est donner à l'estomac endolori la fatigue de la digestion sans
profit ; car il ne peut donner qu'un chyle mal élaboré ;
car il souffre doublement de la tâche qu'on lui impose ;
car appelant à lui toutes les forces vitales, il les dérobe

aux autres organes qui en ont besoin pour la crise, pour les évacuations critiques, par conséquent, pour la guérison.

D'un autre côté, un régime trop sévère a ses dangers aussi. Examinons ce qu'éprouve l'homme en santé : lorsque, par un système erroné, ou la nécessité des affaires, il impose des privations à son estomac : à l'heure fixée pour le repas par l'habitude, il éprouve le besoin de manger, et ce besoin n'est pas sans un certain plaisir ; c'est un plaisir, quand on le satisfait ; c'est un plaisir, quand on l'a satisfait. Si l'on n'obéit pas à ses sollicitations, au contraire, il devient douloureux, perd son caractère de besoin, et souvent l'homme le méconnaît ; manger trop cause de la douleur ; manger trop peu cause de la douleur aussi ; l'abus de tout nuit, et la voix de la nature nous en avertit ; cette voix, comme nous l'avons dit, c'est la douleur.

Depuis quelque temps nos idées ont bien changé ; nous croyions qu'il fallait manger quand on avait faim ; l'instinct qui nous est commun avec les animaux, et qui nous dirige aussi bien qu'eux dans les fonctions qui nous sont communes avec eux, nous le commandait, et nous lui obéissions : depuis nos premiers parens qui mangèrent la pomme ; les enfans d'Adam et d'Eve, à toutes les époques et dans tous les lieux, avaient écouté cette provocation si naturelle du besoin : à présent nous savons que manger détruit l'estomac, que l'estomac n'est pas fait pour digérer, et qu'il nous faut mourir de faim, de peur des indigestions : un docteur moderne nous a appris tout cela ; cette belle découverte, échappée aux laborieuses investigations de quarante siècles, M. Broussais l'a faite et nous la communiquée :

> Dans ma tête, un beau jour, ce talent se trouva :
> J'avais mes quarante ans, quand cela m'arriva.

(Piron.)

APHORISME V.

« Aux grands maux, les grands remèdes. »

M. de Lapalisse n'aurait pas dit mieux : au reste, c'est un conseil souvent négligé ; appliquer un petit nombre de sangsues sur la région d'un organe important enflammé, stimule directement le système capillaire de cet organe, en stimulant sympathiquement le système entier, et détermine par là un afflux, une augmentation de la congestion sanguine dans la partie malade ; c'est-à-dire, augmente l'inflammation, au lieu de l'éteindre.

APHORISME VI.

« Cependant quand la maladie est très-aiguë, aussitôt elle a ses grandes exacerbations ; c'est une nécessité, de l'adoucir par une diète extrêmement tenue ; dans le cas contraire où l'on peut donner une diète plus substantielle, on peut d'autant plus s'éloigner de la rigueur que la maladie est plus douce par son éloignement de son *summum*. »

APHORISME VII.

« Dans le cas où la maladie est dans sa vigueur, il est nécessaire d'employer une diète très-tenue. »

Hippocrate se répète, et l'on voit que cette collection d'aphorismes pourrait ne pas être du même auteur, mais bien des traditions de famille recueillies par un compilateur ; au reste, ces répétitions ont leur utilité ; si, comme le dit Fontenelle, la vérité est un coin qu'il faut faire entrer par le gros bout dans les têtes humaines, ne faut-il pas plus d'un coup pour le faire entrer ?

Dans une maladie aigüe, il faut augmenter de sévérité pour la nourriture, à mesure que la maladie marche, en augmentant de vigueur, vers son *summum* ; l'estomac qui a sa part dans la souffrance générale, puisqu'il est lié avec tous les organes par d'énergiques sympathies ; l'estomac ne pourrait digérer : cependant.....

APHORISME VIII.

« Il faut calculer, d'après l'ensemble des signes, si le malade pourra, avec la diète qu'il observe, suffire jusqu'au *summum* (*akme*) de la maladie ; ou bien si avant cela il succombe et que la restauration ne suffise pas, ou bien si la maladie diminue et s'émousse auparavant. »

Dans une longue maladie, il faut qu'un malade vive pour se guérir, et l'on ne peut vivre long-temps sans alimentation ; Prosper Alpin a très-bien discuté ce sujet : une autre point très-important, très-intéressant, et peut-être très-difficile à développer serait l'art de guérir par une alimentation choisie, et sans médicamens empruntés à l'officine du pharmacien : on devrait partir de la considération que la nature a destiné l'estomac à recevoir des alimens, plus ou moins substantiels il est vrai, mais non des médicamens ; l'instinct les repousse, et c'est déjà un préjugé contre eux.

APHORISME X.

« Ceux qui se trouvent de suite, avec la maladie dans son plus grand développement, doivent observer une diète tenue; ceux, dans lesquels ce développement se fait attendre, doivent diminuer peu à peu ce qui sert d'alimens; jusqu'à ce moment, il faut nourrir un peu plus pour que les forces suffisent à la longueur du mal. »

Le mot *acme* indique la vigueur de la maladie, et non celle du malade. Le mot *syntecmairestai* veut dire prévoir par la réunion des symptômes.

Développer cet aphorisme serait rabâcher ce qu'on a déjà dit.

APHORISME XI.

« Dans les paroxysmes, diminuer les alimens; en donner est un mal; dans les exacerbations périodiques, diminuez les. »

Le mot *paroxysme* correspond à *exacerbations* : le mot *hypostellestai* veut dire *diminuer, soustraire en partie,* et non pas *supprimer entièrement.*

Cet aphorisme est encore conséquent, mais ne dit rien de nouveau.

APHORISME XII.

« Les exacerbations et la consistance (l'ensemble permanent) seront indiqués par les maladies, les temps de l'année, les retours périodiques l'un dans l'autre chaque jour, ou d'un jour l'un, ou se faisant à de plus longs intervalles ; on le voit par les épiphénomènes (ce qui survient dans le courant du mal) ; ainsi dans les pleurétiques, si on l'observe de bon heure, il abrège le mal ; s'il paraît plus tard, il le prolonge ; les urines, les excrémens, les sueurs indiquent aussi par leur apparition les affections d'une crise facile ou difficile, les maladies longues ou courtes. »

La traduction d'Almelovéen est embarrassée, et rend mal le sens de l'auteur ; Fœsius traduit mieux ainsi que Léonicenus. Le mot *catastasias* qu'Almelovéen rend par *constitutions*, que Fœsius rend par *condition*, veut dire par opposition à *paroxysmos* l'état de consistance.

Les maladies indiquent par leur nature les alternatives de calme et d'exacerbation ; je croirais le contraire : irai-je d'abord supposer une gastrite dans un malade, et ne recueillir que les symptômes qui peuvent confirmer ma supposition, par exemple, la langue rouge, comme si elle était blanche dans l'état de santé : ne vaudrait-il pas mieux étudier d'abord minutieusement les symptômes pour y reconnaître l'affection morbide ? Ainsi le retour périodique des exacerbations m'indiquera une fièvre d'accès, et cette indication sera précieuse pour le médecin, puisqu'elle lui proclamera le remède.

L'intervalle, plus ou moins long entre chaque recurrence, indiquera un mal plus ou moins long ; ainsi une fièvre quarte est plus longue qu'une fièvre tierce ; une fièvre tierce qu'une fièvre quotidienne ; mais aussi pendant les intervalles d'apyrexie le malade jouit d'un calme d'autant plus complet, d'une santé d'autant plus apparente que ces intervalles sont plus prolongés ; les fièvres quartes n'ôtent le plus souvent ni le coloris, ni l'appetit, ni le sommeil.

Que les saisons puissent indiquer la nature du mal, modifié par elles, je le pense ; on a remarqué que les différentes constitutions atmosphériques communiquaient leur caractère variable ou constant, aux maladies qu'elles font naître ; ainsi au printemps et dans l'automne on voit des fièvres d'accès produites par les changemens brusques de la température.

, On ne doit pas croire cependant que l'on trouve toujours dans les qualités apparentes de l'air, l'explication physiologique des symptômes qu'elles déterminent : je me méfie un peu de ces faiseurs d'éphémérides médicales (*Huxham*), dans lesquels on voit une coïncidence si étroite entre les saisons et les maladies ; il y a là du charlatanisme ou de la prévention.

Quand aux pleurétiques, dont parle notre auteur, nous soupçonnons qu'il confondait la pneumonie et la pleuresie : des crachats n'existent que dans la pneumonie ; et ces crachats épais, blancs que rejete une expectoration facile indiquent une terminaison heureuse de cette maladie ; la pleuresie, au contraire, n'a dans son début qu'une toux seche, et, au lieu de crachats, que de la salive battue, légèrement sanguinolente ; dans ce second cas la toux qui n'amène point de mucosités épaissies est une toux nuisible ; au lieu qu'elle est utile, quand il y a dans la poitrine des matières à expectorer ; car c'est le seul moyen que la nature ait de la déblayer : tout ce qui sort des cavités respiratoires doit être toussé, comme tout ce qui sort de l'estomac doit être vomi.

Hippocrate parle des excrétions ; plus les urines, les matières stercorales, la sueur sont excrétés comme dans l'état de santé, et plus le mal est bénin : c'est une règle générale d'une application bien étendue ; plus les fonctions dans la maladie se rapprochent de ce qu'elles sont dans l'état de santé, et moins le danger est grand ; or, le médecin a reçu de l'art qu'il professe, les moyens d'influer sur plusieurs de ces fonctions : ainsi il y a soif, donnez des boissons acides ; ainsi le pouls est dur et prompt, saignez ; ainsi l'on ne mange pas la nuit, ne donnez pas la nuit du bouillon qui est la nourriture du malade ; ainsi il y a constipation, donnez des lavemens, et donnez-les le matin, puisque les gens bien portans évacuent ordinairement le matin.

APHORISME XIII.

« Les vieillards supportent très-facilement le jeûne ; après eux, les individus dans l'âge de consistance ; difficilement, les adolescens ; très-difficilement, les enfans : et surtout les plus pétulans (*animosiores*). »

Prothymotera veut dire ceux qui ont les passions plus vives ; plus on vieillit, mieux on supporte la diète : le mouvement de composition et de décomposition qui agite toute la masse animée est d'autant plus rapide que l'on est plus jeune ; la nutrition est d'autant plus active, et les matériaux qu'elle emploie doivent être d'autant plus répétés.

Les enfans mangent pour vivre et pour croître ; dans l'âge mûr, on ne mange que pour vivre ; les enfans sont gourmands, et doivent l'être : l'instinct les conduit bien.

Dans les individus qui manquent d'alimens, l'organisme s'empare de molécules déjà trop animalisées, qu'il aurait rejetées dans une autre circonstance, mais que sa position momentanée lui rend nécessaires ; l'individu devient scorbutique, c'est-à-dire que toute la substance de ses organes devient trop animalisée : souvent après sa mort ses entrailles brillent d'un éclat phosphorique ; comme si le phosphore était le résultat le plus complet de l'élaboration vitale.

APHORISME XIV.

« Les corps qui s'accroissent ont beaucoup de chaleur intérieurement produite ; il leur faut un aliment
abondant ; autrement le corps s'amaigrit (*analisketai*
cesse de prendre) ; les vieillards ont peu de chaleur,
à cause de cela, il leur faut peu de réchauffans (*hyp-
percaumatoon*) matériaux pour le feu ; dans beaucoup elle s'éteint, à cause de cela, les fièvres ne
sont pas également aigües pour les vieillards, car
le corps est froid. »

Hippocrate donne la raison de son aphorisme précédent ; cette raison est empruntée aux théories contempo-
raines ; cette chaleur innée est une métaphore, et non
une explication ; elle n'est probablement que cette fermentation vitale qui anime tous les tissus, qui meut toutes
les fonctions de l'homme vivant et s'accroissant ; cette
différence de vitalité entre les vieillards et les enfans est
imprimée sur le caractère de leurs maladies.

Il me semble cependant que moins les vieillards ont de
chaleur naturelle, plus il leur faut de stimulans.

APHORISME XV.

« Le tube alimentaire (les entrailles) est plus chaud
en hiver et au printemps ; le sommeil est plus pro-
longé : dans ce temps, il faut donner plus de nourriture ; la chaleur innée est plus grande ; ils demandent
donc des alimens plus copieux : vous aurez pour signe
la stature (l'âge) et la constitution athlétique. »

Le mot *hélikiaï* signifie plutôt la *stature*, puisqu'il dérive de *hélikos*, que l'âge ; la fin de l'aphorisme ne paraît pas appartenir au commencement.

Dans les pays froids et dans les saisons froides, l'on mange et l'on dort beaucoup : les substances alimentaires sont pourtant moins abondantes ; la Providence paraît être en défaut ; mais enfin dans ces pays, sous ces ciels rigoureux, l'homme généralement ne meurt pas de faim, et chacun se suffit à soi-même.

Que conclure de nos aphorismes ? Que même dans les maladies, il faut donner une nourriture plus substantielle en hiver qu'en été, aux enfans qu'aux vieillards : on peut donc pécher par excès de sobriété : nos médecins à la mode, semblent n'avoir vu qu'une moitié du problême.

APHORISME XVI.

« La diète humide concourt à la guérison chez les fébricitans, surtout les enfans et les individus habitués à ce genre de nourriture. »

Les alimens humides restaurent plus rapidement les forces défaillantes, et demandent à l'estomac moins d'énergie d'action digestive ; préférons-les, dans les affections fébriles qui seraient augmentées par le stimulus d'alimens plus substantiels, élaborés par une digestion plus pénible ; on doit compter l'habitude pour quelque chose ; les enfans doivent recevoir des alimens liquides, les grands mangeurs de même.

Messieurs les partisans de Broussais se trompent encore en fait d'alimens liquides et des boissons mucilagineuses : ils croient le bouillon de veau plus difficile à digérer que l'eau de gomme, plus stimulant que les autres mucilagineux végétaux ; le contraire serait plus probable à mon gré : comme il y a plus d'analogie entre les substances animales et notre corps ; l'estomac a besoin pour les assimi-

ler, d'un moins grand travail ; il doit par conséquent éprouver moins d'irritation dans ce travail ; les carnivores ont
l'organe de la digestion très-faible, les fructivores, un peu
moins faible ; enfin, les herbivores l'ont très - vigoureux
et très - compliqué ; il a chez eux une besogne bien plus
pénible à remplir. Que le lecteur veuille bien nous permettre une digression : le chat est organisé pour vivre de
proie vivante ; aussi la nature en lui donnant un estomac
très-faible et très-simple lui a-t-elle donné des griffes puissantes : un instirct si énergique l'engage à s'en servir, que
le chat même modifié par la domesticité, les exerce jour-
nellement sur nos meubles.

Le chien, au contraire, est organisé pour vivre de cha-
rognes ; il préfère les chairs faisandées ; les émanations du
corps humain, émanations si putrescibles, les excrémens
même ne le repoussent pas ; aussi sa salive corrige-t-elle
l'excès de putréfaction de ses alimens ; aussi modifie-t-elle
les plaies qu'il aime à lécher : les émanations du corps de
son maître sont probablement pour son organe de l'odorat si développé le principe de son attachement.

Le chat a les chairs très-vermeilles, la graisse très-
blanche ; il n'exhale aucune odeur : le chien, au contraire,
a les chairs noirâtres ; et ses chairs exhalent une odeur
très-forte : peut-on expliquer cette différence, par la différence de nourriture ; l'exercice n'y est-il pour rien ?

Allons plus loin.

Le cheval et le bœuf sont des animaux herbivores, tous
deux : comment se fait-il que le cheval ait des chairs plus
noires que le bœuf ? Il a pourtant un estomac moins compliqué et moins puissant par son action ; de plus, il ne ru-
mine pas.

Les travaux pénibles, auxquels le cheval est soumis, n'y
seraient-ils pas pour quelque chose ? Aussi nos bœufs nor-
mands ont les chairs plus noires, en arrivant à Paris qu'au
départ : si la contraction musculaire est le résultat d'une

oxidation brusque du tissu contractile, si abondamment arrosé de sang artériel, par l'influence de l'électricité nerveuse ; les animaux marcheurs doivent avoir les chairs plus noires qu'il marchent par la spontanéité de l'instinct ou par l'impulsion d'une volonté étrangère.

Que conclure de tout cela? Que l'animalisation, plus ou moins grande, des tissus animaux ne dépend pas uniquement de la nourriture.

Ne pourrait-on pas aussi faire une application pratique de ces réflexions à l'art de guérir : il y a des maladies qui sont des lésions d'organes ; il y en a d'autres qui sont des lésions de tissu (de ce que Bichat appelait si mal des systèmes) : ainsi les tissus de l'organisation animale peuvent être trop peu animalisés ; chez les vieillards ils sont généralement plus animalisés que chez les enfans ; il ne faut pour s'en convaincre que comparer leurs produits excrémentiels : quand ces deux états dépassent certaines limites, ils deviennent incompatibles avec la santé : par exemple, les scrophules, le rachitis des enfans, paraissent résulter du défaut d'animalisation ; par exemple, la goutte, le scorbut des vieillards tiennent au trop d'animalisation ; c'est une matière à étudier, un système à édifier ; mais je n'ai posé qu'une pierre d'attente.

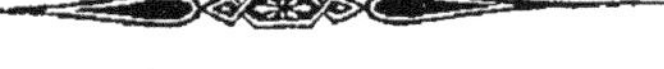

APHORISME XVII.

« Donnerez-vous une fois, deux fois, beaucoup ou peu, et souvent; accordez quelque chose aux habitudes, à la saison, au pays, à l'âge. »

Pleio kai elasso signifient : beaucoup ou peu à la fois ; *katameros,* par parties; quelque chose paraît manquer à cet aphorisme.

Hippocrate avertit de tenir compte de l'habitude ; ainsi les grands mangeurs, même quand ils sont malades, doivent être assujétis à une diète moins sévère ; ainsi dans l'hiver, ainsi dans les pays du nord, vous devez accorder davantage à l'appétit du malade : les jeunes gens même ne peuvent supporter une abstinence aussi prolongée que les vieillards.

J'ai parlé de l'appétit ; c'est cette sensation qui doit nous diriger ; il faut manger quand on a faim ; ne plus manger quand on n'a plus faim ; et manger de préférence les mets dont on a faim : voici quelques raisons ajoutées à celles que j'ai développées précédemment : qui croirait qu'il faut un si long sermon, pour nous engager à ne pas mourir de faim : nos préjugés scientifiques nous tyrannisent bien autant que nos préjugés populaires ! ! !

Nous avons dans le développement de notre intelligence une grande supériorité sur les animaux ; mais nous avons des fonctions qui nous sont communes avec eux ; et dans ces fonctions nous devons, comme eux, nous laisser guider par les impulsions aveugles, mais infaillibles, qui leur servent de régulateur ; je veux parler de l'instinct.

Les animaux en ont certainement plus besoin que nous, puisque leur intelligence peu développée le leur rend nécessaire : comme l'alimentation occupe la majeure partie de leur existence à quelques momens près dérobés par le sommeil et la génération ; le moteur qui les guide et les maitrise pour leur conservation individuelle doit agir avec plus de continuité et d'intensité.

L'enfance de l'homme a surtout un extrême besoin de ses inspirations ; puisqu'elle ne peut demander des conseils à l'intelligence qui est peu développée, et qui manque de matériaux sur lesquels appuyer ses combinaisons : si l'instinct même diminue d'influence à mesure que nous avançons dans la carrière de la vie, il ne devient jamais totalement inactif : on devine aisément combien les inspirations de l'instinct sont utiles, sont nécessaires à l'homme : privé de cette espèce de sens intérieur,

il serait mort dans son berceau avant que les souvenirs
de l'expérience ou les combinaisons de l'intellect lui eus-
sent indiqué ce qu'il devait fuir et ce qu'il devait rechercher.

On me demandera quel est cet instinct, ce guide in-
faillible donné par la divinité? Nous ne connaissons pas
plus sa nature, que nous ne connaissons la première cause
de tout ce qui existe, mais nous avons pu saisir et apprécier ses effets. Ne voyons-nous pas tous les jours un
enfant nouveau-né chercher le sein de sa mère, s'y attacher, en sucer le lait, l'avaler avant qu'aucune éducation antérieure lui ait appris à régulariser ses mouvemens :
l'abeille construit sa ruche, l'hirondelle arrondit son nid,
le castor bâtit sa cabane, sans qu'aucun architecte lui en
ait tracé le plan, ou fait connaître les matériaux : des
circonstances favorables, l'influence des corps extérieurs;
il n'en a pas fallu d'avantage pour réveiller, pour mettre
en jeu ce moteur secret plus aveugle, mais plus sûr dans
ses déterminations que l'intelligence dont nous sommes si
fiers.

Il y a deux choses à signaler dans l'action des corps
extérieurs sur nos sens : la perception que nous en avons,
et le plaisir ou la douleur que cette perception détermine; ce plaisir, cette douleur, moteurs puissans de notre
être moral, produisent tous les effets qu'on attribue à
l'instinct, ou même le constituent; notre corps est un
groupe de molécules animées, qu'un *consensus* d'action,
une sympathie unit entre elles; cette sympathie détermine des phénomènes spéciaux; mais notre machine,
pour jouir de la sensibilité, ne cesse pas d'être matière,
et jouit de toutes les propriétés de la matière, modifiées
et non détruites par les influences de la sensibilité qui
s'y trouve ajoutée et, pour ainsi dire, superposée; on
trouve donc dans le corps humain, d'abord les propriétés
de la matière inerte, ensuite les propriétés des êtres sen-

sibles, enfin les propriétés d'une intelligence plus ou moins développée ; l'instinct ressemble bien à ces propriétés des corps sensibles avant que la réflexion les ait altérées, modifiées, élaborées à sa manière.

A présent demandons à cet instinct, si nécessaire à l'inexpérience des premières années, ce qu'il nous ordonne, ce qu'il nous défend : il nous ordonne d'user, il nous défend d'abuser ; il a joint le plaisir à l'usage, la douleur à l'abus.

Ainsi nous choisissons les mets qui flattent notre goût ; car ce sont ceux dont la digestion est la plus facile et la plus agréable ; ainsi nous varions nos alimens, car la continuation, long-temps répétée des mêmes alimens, excite le dégoût et annonce conséquemment une digestion difficile : nos organes sont composés d'élémens très-altérables, et dont la proportion varie continuellement ; on peut soupçonner que l'instinct nous suggère sourdement les mets qui, en les réparant, peuvent fournir l'élément dont la proportion est trop petite, peuvent réparer leur altération.

Ainsi nous voyons tous les peuples de la terre, même ceux qui vivant dans l'état sauvage n'ont que peu de mets à choisir, varier leurs alimens autant que leurs moyens et leur pénurie le leur permettent : en parlant des mets, nous y comprenons les boissons fermentées dont fait usage l'homme de tous les pays, de toutes les sociétés : une coutume aussi générale, aussi impérieuse doit être un résultat des lois qui régissent notre organisation. Si, n'écoutant pas les inspirations instinctives, nous refusons à notre estomac la nourriture qu'il demande, si nous ne mangeons pas quand l'appétit commande ; notre estomac devient douloureux, et cette douleur nous avertit qu'il souffre de cette abstinence peu judicieuse.

D'un autre côté, l'instinct qui nous ordonne d'user, nous défend d'abuser ; quand la faim et la soif sont appaisées, nous devons cesser de manger, car le désir cesse avec le besoin réel, et le plaisir cesse avec le désir : demander des jouissances à des organes fatigués de jouir, c'est les user inutilement, c'est leur nuire pour n'obtenir au prix d'une vieillesse prématurée, ou de maladies incurables, qu'une fastidieuse satiété ; c'est ruiner son avenir ; la vie est un capital dont il ne faut dépenser que les intérêts.

Au reste, par le temps qui court et les systèmes exagérés qui nous dirigent, on abuse bien plus de l'abstinence que de l'alimentation : on tremble d'introduire dans l'estomac la substance alimentaire la plus légère : il semble que cet organe n'est pas fait pour digérer, et que sa membrane muqueuse qui est destinée, quoiqu'on fasse, à être continuellement en contact avec des corps étrangers variés de mille manières, soit douée d'une sensibilité aussi délicate que celle du larynx qui n'est jamais en contact qu'avec l'air, ou celle de la vessie qui n'est jamais baignée que par l'urine : il me semble pourtant qu'il vaudrait mieux pécher par excès que par défaut, et que trop d'alimens nuisent moins que trop peu : manger est une des nécessités de notre nature.

Aussi, qu'arrive-t-il quand un malade a été torturé par une diète prolongée ? Ce qui arrive à un malheureux qui meurt de faim : l'haleine devient fétide, les dents branlent, une affection scorbutique, semblable à celle qui attaque les matelots privés d'alimens frais, rend les gencives saignantes et fongueuses ; toutes les liqueurs excrétoires acquièrent une couleur, une odeur plus intense ; l'estomac privé si long-temps d'alimens ne peut plus supporter ceux même qui sont les plus doux, à peu près comme un œil long-temps couvert dans une ophthalmie ne peut plus supporter le plus faible rayon de lumière ; et c'est même encore un motif pour un médecin systématique de prolonger la diète, de sorte que je ne vois pas de raison pour que cela finisse autrement que par la mort : que voulez-vous ? nos médecins croient qu'on peut vivre sans alimens dans l'estomac, et sans fluide sanguin dans les artères et les veines : on s'imaginerait qu'ils veulent expérimenter combien on peut perdre de sang, et jeûner sans mourir.

APHORISME XVIII.

« En été et en automne on supporte très-difficilement la nourriture, comme un fardeau très-pésant ; on les supporte facilement en hiver, secondement au printemps. »

Cette aphorisme a été déjà développé ; les habitans méridionaux ont besoin de peu de nourriture, et vivent particulièrement de végétaux ; cependant cette dernière assertion présente une difficulté ; comment les méridionaux peuvent-ils digérer des végétaux si ces végétaux sont plus difficiles de digestion, et si les estomacs qui doivent les digérer sont plus faibles ? Je n'en sais rien ; une seule observation peut amoindrir cette objection ; c'est que les fruits abondent dans ces climats, et que l'homme est frugivore par son organisation. Prouvons cette assertion :

Ainsi l'homme n'a ni les dents carnivores et l'odorat développé des *Canes;* il n'a point les ongles rétractiles et les yeux qui voient dans les ténèbres des *Feles;* il n'est donc point destiné à vivre de chair morte ou vivante ; d'un autre côté, il n'a point l'estomac à quatre compartimens des herbivores, ni l'estomac musculeux et les dents broyantes des granivores.

Cependant, il a besoin d'une nourriture, d'une digestion facile par la faiblesse et la simplicité de son estomac ; il sera donc destiné par la nature à manger des fruits, mais des fruits qu'il cueillira sur des arbrisseaux de sa taille ; ses pieds n'indiquent pas un animal grimpeur, comme le singe,

avec lequel cependant il a tant de rapports d'organisation
et des habitudes si analogues ; sa marche verticale le met à
la hauteur des arbres qui lui fourniront sa nourriture, et sa
main pourra les saisir facilement.

Cette nécessité lui en impose d'autres ; ainsi vivant de
fruits, aliment assez peu substantiel, il devra habiter un
climat chaud qui diminue le besoin de nourriture ; ce climat chaud sera son pays d'origine, puisque ce climat seul
peut lui fournir en abondance les fruits qui forment sa
nourriture ; d'ailleurs, mal protégé contre le froid par la
nature, il a dû habiter d'abord un pays dont la température
lui rende les vêtemens inutiles ; car, s'il a commencé, il n'a
pas dû penser d'abord à tisser des végétaux, ou le poil des
animaux en vêtemens protecteurs, il serait mort avant que
l'idée ou le talent lui en fussent venus.

Aussi la tradition confirme les résultats de ces considérations physiologiques : l'homme qui demande sa nourriture aux arbrisseaux, comme le singe qui la cueille sur
les arbres les plus élevés, l'homme a commencé son existence et trouvé son berceau dans le Thibet où un printemps perpétuel donne des fruits en tous temps, et où
une température toujours également douce rend les vêtemens et les chaumières inutiles ; il serait mort de froid,
avant d'avoir su tisser des étoffes ; il serait mort de faim,
avant d'avoir su labourer la terre ; l'imagination ne va
pas toujours aussi vite que le besoin.

APHORISME XIX.

« Quand à ceux qui éprouvent des exacerbations
périodiques, (il faut) ne leur rien donner, ne leur
faire la nécessité d'aucune alimentation, mais diminuer quelque chose de leur nourriture, avant les
mouvemens critiques. »

La proposition est trop générale ; Galien l'a judicieusement restreinte ; il ne faut point donner d'alimens quand
les exacerbations menacent, commencent ou sont déjà
commencées ; ainsi, c'est peu de temps après la cessation
totale d'un paroxisme qu'il faut donner un peu d'alimentation, mais non quand un nouvel accès est commencé,
ou qu'il approche : Galien ajoute qu'on peut considérer
les alimens sous trois points de vue : sous le rapport de la
quantité, sous le rapport de la qualité, enfin, relativement à la manière de les employer.

Il y a eu de tous temps une opposition ouverte entre
la pratique médicale et les habitudes populaires : les médecins vous font mourir d'inanition, le peuple vous fait
mourir d'indigestion ; un excès vaut bien l'autre.

Le peuple donne vraiment trop à manger ; il donne à
manger dans la fièvre même ; il ne fait pas attention que
dans la fièvre tous les organes souffrent simultanément, et
l'estomac a sa part de la douleur ; qu'en lui donnant des
alimens à digérer, on lui donne la fatigue de la digestion,
sans qu'il en ait le profit, car, une assimilation incomplète,
une élaboration irrégulière ne peut donner qu'un chyle
mal constitué ; que ce chyle ébauché, charrié dans le sang
par les vaisseaux chylifères moins irritables que les vaisseaux lymphatiques ordinaires, puisqu'ils transmettent un
liquide plus variable que la lymphe dans ses proportions
et sa composition, que ce chyle, dis-je, simplement ébauché, introduit dans le sang et servant à l'entretien de notre
substance, influe morbidement sur sa composition, et peut
donner lieu à des maladies générales, c'est-à-dire à des
dégénescences des paranchymes variés qui forment chaque
rouage de notre frêle machine.

Oubliant même toutes ces considérations, le peuple devrait penser qu'un homme sain, accoutumé à un travail pénible de tous les jours, à un exercice considérable, mangeant
proportionnellement aux fatigues que sa position sociale lui

impose, reçoit par l'alimentation autant qu'il perd par la fatigue; mais que ce même homme, forcé de garder le lit, ne pourrait prendre la même quantité d'alimens sans compromettre sa santé : dans l'âge de consistance, la recette doit être proportionnée à la dépense; l'homme fait doit éviter de troubler cet équilibre qui constitue la santé; c'est même pour cela que les remèdes de précaution sont une mauvaise précaution; Sanctorius la bien prouvé, lui qui a constaté qu'une augmentation, comme une diminution du poids du corps, précédait souvent les grandes maladies.

APHORISME XX.

« Il ne faut point remuer les maladies qui se jugent ou viennent de se juger; ne rien faire de nouveau, soit en médicamens, soit en choses qui donnent de l'érétisme; mais laisser faire (la nature). »

Cet aphorisme nous est parvenu fort obscur, et son antiquité l'a mutilé; je conçois difficilement comment *all'ea* signifie *sed sinere, sed sinito;* mais tous les interprètes l'expliquent comme cela; je ne conçois guère comment *artiôs* veut dire *parfaitement;* quelques lexiques le traduisent par *dernièrement;* d'autres par *comme il convient;* cette traduction pourrait être la meilleure.

Galien explique les crises, les évacuations critiques, les plus convenables; celles d'abord qui se font par une évacuation inférieure valent mieux que celles qui se font par un abcès; celles qui évacuent l'humeur nuisible; celles qui se font par un chemin direct; celles qui soulagent et sont facilement supportées; celles qui se font après le travail naturel de la coction, et dans un jour critique. On voit par là que lorsque Hippocrate dit *oui*, Galien ne dit pas toujours *non.*

Barthez, parmi les méthodes médicales qu'il a établies dans son traité de la goutte, a signalé le traitement perturbateur. Quel est ce traitement perturbateur ? Supposons un malade éprouvant une fièvre tierce, il y a trois stades dans la fièvre, d'abord le frisson, c'est-à-dire horripilation, froid de la peau, faiblesse et promptitude du pouls ; alors on donne des stimulans, du vin, etc. : ensuite la chaleur, c'est-à-dire la chaleur et rougeur de la peau, pouls dur et développé, soif ; alors on donne des délayans : enfin la sueur qui suit la crise partielle, la solution de l'accès ; on applique ici notre aphorisme et on respecte la sueur : cela, par parenthèse, ressemble beaucoup à la médecine du symptôme.

Mais, il est des circonstances où l'on ne décide pas facilement s'il faut contrarier les mouvemens organiques, ou les seconder : il est bien plus facile de trancher la question d'un ton doctoral ; cela séduit les artisans et les gardes malades ; je conçois que le soulagement qui suit les évacuations critiques nous l'indiquerait très-bien ; mais c'est juger après l'évènement ; et quand l'évènement est consommé il est trop tard pour prendre un parti ; quel fil nous conduira donc dans ce labyrinthe ?

Voilà, ce me semble, quelques données qui serviront à résoudre ce problème : Galien nous l'avait déjà indiqué : plus une maladie s'éloigne de l'état de santé, plus il y a de fonctions vitales de dérangées : plus il y en a de dérangées, plus on doit craindre la terminaison, l'issue de la maladie : les règles du prognostic, établies par Hippocrate, ne sont au fond qu'un développement de ces idées. Que doit faire alors le médecin consciencieux et judicieux ? Il doit employer tous les moyens que l'art de guérir, ou au moins de soulager lui offre, à rétablir les fonctions dans l'état normal ; ainsi, quand la peau est plus chaude que dans l'état de santé, on découvre le malade, et l'on ne l'écrase pas de couvertures, comme je l'ai vu faire fréquemment dans les maladies exanthématiques aigues, par des commères et même des médecins ; s'il a soif, on lui donne à boire des délayans ; s'il a froid aux pieds, on y applique des sinapismes ; s'il a trop chaud à la tête, on la recouvre de linges mouillés, d'une vessie à moitié pleine d'eau froide, d'un mélange d'eau et d'éther, de glace pilée, etc. ; encore dans tous ces moyens, il y a du choix.

Je conviens que l'issue de la maladie vous aide bien à distinguer ce qui sert et ce qui nuit ; mais ces avis viennent toujours trop tard, et le malade, s'il pouvait parler, vousdirait comme le valet des femmes savantes :

« Je m'en suis apperçu, madame, étant par terre. »

Cependant, nous pouvons trouver dans l'analogie un guide, au moins probable, dans notre embarras : mais, pour saisir les ressemblances et les dissemblances des maladies, il faut un bon jugement et des yeux non prévenus.

L'art de bien voir les symptômes, d'en apprécier l'importance proportionnelle, de ramener, autant que nous le pouvons, les fonctions dérangées à leur état normal ; voilà la médecine : mais que prouvent ces réflexions ? Que nous en sommes réduits à faire la médecine du symptôme ; que tel, qui se vante de remonter à la cause première des maladies, ne pratique jamais que cette méthode curative, et qu'il ne peut pas pratiquer que celle-là : Je suppose qu'il reconnût, dans un ensemble de symptômes morbides, une affection du foie, du cœur, du cerveau ; a-t-il des remèdes qui aillent influencer spécifiquement ces organes ? en a-t-il qui exercent une influence favorable ? en a-t-il enfin qui, agissant favorablement sur un organe, ne nuisent pas sympathiquement à un autre plus important ?

MM. les Broussaitistes ont beau se vanter ; ils font la même chose : ils trouvent la région stomacale douloureuse à la pression ; ils y appliquent des sangsues, des bouillies, des fomentations ; la langue est sèche ; ils donnent des délayans ; il y a de la soif, ils ordonnent les acides végétaux ;

n'ont-ils pas bonne grâce, après cela, de se moquer de la médecine de symptôme?

Nous les entendons, à la vérité, beaucoup parler de remonter aux causes, de poursuivre la douleur dans les organes primitivement et secondairement affectés; mais, dans l'application de leur doctrine, ils ne voient qu'un organe souffrant, l'estomac; qu'une affection de l'estomac, l'inflammation; qu'un remède, les sangsues et l'eau de gomme; c'est mutiler la médecine, pour la simplifier; cela serait beau, si cela était vrai; ils croient ainsi avoir trouvé ce qui avait échappé depuis deux mille ans à tant de bons esprits, d'observateurs judicieux et d'hommes de génie (nous avons changé tout cela, disent-ils, avec Sganarelle) : cela s'appelle le progrès; mais j'ai grand peur que ce ne soit le progrès en mal.

<hr>

APHORISME XXI.

« (Il faut) diriger les humeurs qui doivent être dirigées, où elles doivent être dirigées, dans les régions où cela peut être utile. »

Probablement qu'Hippocrate conseille de solliciter des mouvemens secrétoires et excrétoires (car l'un ne va pas sans l'autre) que l'observation a indiquées comme critiques dans telles ou telles maladies; conséquemment aussi il doit conseiller de stimuler les organes chargés de cette secrétion critique : aussi dans la jaunisse on donne les sels neutres qui relâchent sans irriter, et qui provoquent les secrétions muqueuses intestinales, sollicitent aussi de proche en proche les secrétions bilieuses.

Hippocrate donne pour cela quelques détails, auxquels les modernes n'ont ajouté que très-peu; ainsi, il recommande, par exemple, de saigner au bras, pour les douleurs placées au-dessus du diaphragme; de saigner au pied, pour

celles qui se font sentir au-dessous de cette cloison musculaire ; il donne la même règle pour les évacuans.

Un précepte établi par les modernes, mais peu observé
par eux, établit d'employer la saignée par la lancette dans
les inflammations parenchymateuses, et de réserver les
sangsues pour les inflammations membraneuses ; ils ont
émis ce précepte, sans le motiver ; et c'est peut-être pour
cela que dans la pratique ils ne l'ont pas appliqué judicieusement.

Développons notre assertion ; donnons-en les motifs à
ceux qui emploient indifféremment la saignée et les sangsues, sans se douter le moins du monde de la différence
d'agir de l'un et de l'autre moyen.

La saignée, pour premier effet, détermine une dépletion
brusque des gros vaisseaux sanguins, et de cette manière
elle trouble toutes les fonctions vitales ; tous les organes,
ceux surtout qui ont besoin, pour exercer leur énergie,
d'une certaine pléthore sanguine, diminuent ou même
cessent leur action : ainsi le cerveau, dans lequel la distribution particulière des vaisseaux artériels qui sont à
sa base, et des vaisseaux veineux, situées sur sa convexité,
favorise un ralentissement de la circulation et une accumulation du sang nécessaire probablement à son activité,
le cerveau cesse d'animer le cœur, si abondant en nerfs
suivant Scarpa ; et cet organe de la circulation, troublé
dans ses contractions périodiques, affaibli dans leur énergie, détermine la lipothymie qu'éprouvent les malades au
commencement de la saignée.

Cette lipothymie reconnait encore une autre cause : quand
le sang commence à couler par un orifice pratiqué vers un
point du corps, un ensemble de mouvemens moléculaires,
plusieurs courans convergent vers la piqûre, à peu près
comme dans le vase cylindrique des physiciens percé à
son fond d'un petit trou et rempli d'eau ; ces courans,
nouveaux pour l'économie animale, déterminent une iné-

gale distribution du sang, dont chaque organe avait sa part proportionnelle ; et de là encore une nouvelle cause d'évanouissement.

Mais bientôt l'équilibre troublé se rétablit ; notre corps s'accoutume à cette nouvelle manière d'exister : ne croyez pas, en effet, que la quantité de sang, qui anime notre corps, soit d'une nécessité absolue ; elle peut varier dans certaines limites, sans que notre santé en soit altérée : autrement, la moindre effusion sanguine accidentelle, une plaie, une saignée peu nécessaire compromettrait notre vie, puisque nous ne pourrions pas vivre sans cette quantité précise de sang, et qu'elle se trouverait diminuée ; les femmes surtout, chez lesquelles une hémorrhagie périodique fait osciller continuellement le système sanguin, seraient continuellement en danger de mort : heureusement il n'en est pas ainsi ; les médecins peuvent satisfaire leur manie saignante ; la nature vient à leurs secours, et répare les erreurs de la très-salubre faculté.

Au bout de quelques secondes, le calme se rétablit, le nouvel ordre de mouvemens, qui agitent la masse sanguine, devient régulier ; quoique cet état ne puisse durer long-temps, les organes s'y accoutument pour un moment ; d'ailleurs, le sang qui arrose, en si grande quantité, le parenchyme musculaire et qui s'y trouve dans un état de demi-combinaison, reflue dans les gros vaisseaux et supplée au vide que la saignée y a déterminé.

Cependant, vous étanchez le sang, et, par conséquent, vous arrêtez brusquement le courant qui s'était établi ; vous troublez ainsi, par cet espèce de *ressac*, le nouvel équilibre temporaire qui s'était produit ; vous déterminez ainsi un nouvel évanouissement ; il est le résultat de la cessation de l'afflux sanguine vers la saignée, comme le flot produit dans un fleuve par une digue nouvellement opposée à son cours ; ainsi le commencement d'une saignée imprime une secousse à l'économie animale, et la fin de la saignée en cause une autre ; ces deux effets ne sont pas sans influence sur un corps malade et affaibli : ne devrait-on pas tenir compte de ces deux effets, quand on administre la saignée dans une maladie du système circulatoire ? ne devrait-on pas trembler, quand la violence de la maladie, l'intensité des phénomènes provoquent une décision soudaine, quand le danger du moment nous force d'employer ce moyen souvent salutaire, mais quelquefois dangereux.

Je ne parlerai pas de la nature du sang extrait par la plébotomie, on peut croire qu'il renferme une grande partie de fibrine et de substance colorante ; mais que devenu alors plus fluide, il pénètre plus facilement dans les petits vaisseaux capillaires d'une partie enflammée, qu'il peut ainsi augmenter l'engorgement inflammatoire sanguin, et que, par conséquent, la saignée n'a pas dans les inflammations autant d'efficacité qu'on serait tenté de lui en supposer, au premier coup d'œil.

Le sang, extrait par les sangsues, n'offre peut-être pas la même quantité de fibrine ; mais il est plus oxigéné, puisqu'il est extrait des petits vaisseaux où il n'a pas perdu tout-à-fait ses qualités de sang artériel : il est moins riche en fibrine, ai-je dit, puisque lancé par le cœur à toutes les parties du corps, et parcourant des vaisseaux de plus en plus ramifiés, et décroissant continuellement, il arrive enfin à des tubes capillaires qui, par la tenuité de leur calibre, ne peuvent plus recevoir qu'un liquide de plus en plus séreux : ce phénomène se manifeste par degrés, et non brusquement ; mais il commence déjà aux vaisseaux acessibles à la piqûre des sangsues.

Ces mêmes vaisseaux jouissent d'une vitalité plus énergique, et des actions qui la constituent, que les gros vaisseaux ; stimulées par la piqûre, par la succion des sangsues, par l'effusion sanguine qu'elle provoque, ces propriétés sont activées, non seulement dans l'endroit de l'apposi-

tion des sangsues, mais encore dans le système entier;
c'est une loi de l'économie que toutes les parties simi-
laires, toutes les parties analogues en structure sympathisent ensemble dans les fonctions dont elles sont char-
gées, dans les mouvemens vitaux qu'elles éprouvent; ainsi
la peau, ainsi les membranes muqueuses, ainsi l'ensemble
du lacis merveilleux qui constitue le système capillaire
sanguin : or, c'est dans ce système que se montrent les
fluxions sanguines, l'inflammation avec tous ses phénomènes; en stimulant ses fonctions, en activant sa vita-
talité, ne court-on pas le risque d'augmenter l'inflammation, et la nutrition vicieuse qui la suit si fréquemment?
ne court-on pas le risque de déterminer l'hémorrhagie que
l'on croyait ainsi conjurer et prévenir? puisque cette hémorrhagie est souvent le résultat de l'éréthisme du système capillaire.

On a bien un moyen d'éviter cet écueil, et le plus
souvent on en use et on en abuse; c'est de tirer assez
de sang pour assoupir le travail vital produit par ce
mode d'extraction; mais, pour en tirer assez, ne se trouve-
t-on pas forcé d'en tirer trop? Quand un corps par un
mouvement violent a été lancé au-delà du point où l'on
voulait l'amener, il faut le pousser en sens contraire, et
voilà deux puissances motrices perdues, le trop de l'une
et l'autre qui le compense.

Il faut une certaine force à nos organes pour qu'ils réagissent contre l'inflammation qui les opprime, pour que
leurs vaisseaux se déblaient du sang qui les engorge;
qu'arrivera-t-il, si on les prive entièrement du fluide
vivifiant qui la leur donne, si on leur enlève ainsi tous
leurs moyens de réaction? On dirait, avec bien de la raison, à certains médecins modernes :

« Est modus in rebus, sunt certi denique fines,
» Quos ultrà citròque nescit consistere rectum. (HORACE.) »

Le célèbre Barthez avait établi une règle qui était le

fruit de son génie. Dans le commencement des fluxions sanguines, qui sont alors très-mobiles, il conseillait d'appliquer les révulsifs loin du siége du mal, et sur la fin près du siége du mal, parce qu'alors l'engorgement morbide ne peut être déplacé, mais peut être diminué.

Mais qu'est-ce que Barthez et ses dissertations? Combien a-t-on négligé cet adage? Combien de fois ai-je vu appliquer des sangsues aux apophyses mastoïdes dans une céphalite commençante, sans tenir compte de l'âge dans les enfans où le systéme capillaire cérébral est très-actif, sans tenir compte du sexe dans les femmes, où la constitution à la fois nerveuse et sanguine est très-accessible aux fluxions qui reconnaissent pour élémens principaux les nerfs et le sang; il est vrai cependant que ce sexe accoutumé à des hémorrhagies périodiques, et, par conséquent, plus exposé à des hémorrhagies vicieuses, supporte facilement une effusion sanguine, même faite à contre-temps.

Nous avons parlé des effets généraux de la saignée par les sangsues, nous pourrions parler de ses effets locaux, de l'augmentation d'irritation produite par les petites plaies que font ces annelides sur les parties enflammées, par l'afflux sanguin que leur succion détermine, et qui se continue même après que le sang a cessé de couler : mais, que nous font toutes ces réflexions importunes? Allons toujours le grand chemin.

Avant de finir cependant, on pourrait encore ajouter que les effusions sanguines, si prodiguées aujourd'hui, ne remplissent pas toujours leur but; que des médecins systématiques, en abusant de la saignée, diminuent non seulement la force de la maladie, mais encore les forces du malade, et qu'il en a cependant besoin pour soutenir la durée de cette maladie, et le travail de la guérison; on pourrait encore dire que la saignée, en diminuant la densité, la plasticité du sang, favorise son abord dans les petits vaisseaux;

que devenu plus fluide il pénètre plus facilement dans leur calibre; et qu'il augmente ainsi leur engouement qui constitue l'inflammation, d'autant plus que cela n'enlève pas le *spina doloris* qui détermine la congestion inflammatoire.

A présent parlons des purgatifs; moyen thérapeutique, dont l'ancienne école abusait et que la nouvelle école oublie; les purgatifs et les vomitifs ne sont plus à la mode; ils ne sont plus employés que par les sectateurs enthousiastes du marchand de médecines, M. Leroy.

Un examen attentif fera classer les médecins sous deux catégories : les uns purgent toujours, les autres ne purgent jamais; il en a presque toujours été de même; et les remèdes devenus populaires ont toujours été pris dans la classe des purgatifs irritans; ainsi, nous pourrons citer les eaux-de-vie purgatives de M. Leroy, celle de M. Guillié, la poudre d'Ailhaud, etc., etc.

Ce qu'il y a d'extraordinaire, c'est que chaque mode de traitement compte un égal nombre de succès et de revers : si les purgatifs avaient un effet aussi pernicieux que l'assurent les gastrolâtres broussaisiens; les amateurs de purgatifs seraient tous morts, ou leur nombre serait réduit extrêmement; alors M. Leroy, M. Guillié et *tutti quanti* seraient ruinés, ne trouvant plus le débit de leur marchandise.

Mais il n'en est pas ainsi, ils vivent, ils vivent à la barbe de M. Broussais, et quelque abus qu'ils fassent de leur remède favori, ils n'éprouvent pas autant d'accidens que la prétendue susceptibilité gastrique pourrait le faire craindre.

Ainsi donc un homme craintif n'emploiera jamais les purgatifs; un enthousiaste les emploiera toujours, et un homme judicieux les emploiera quelquefois. N'a-t-il pas pour cela, pour lui servir de guide, quelques considérations.

Les liqueurs excrémentitielles sont pernicieuses pour les corps qui les ont sécrétés, et qui doivent les excréter; elles ont un effet délétère ; ainsi , certains animaux peuvent manger impunément les excrémens d'animaux d'espèce différente ; mais aucun animal ne peut manger, sans danger, ses propres excrémens (*).

Il y a bien quelques exceptions dans des individus maladifs ou dépravés dans leur instinct : Ainsi , le financier Papparel mangeait des excrémens de jeune fille ; il portait sur lui une cuiller d'or destinée à cet usage ; ainsi, j'ai connu une jeune fille qui n'avait jamais mangé que des végétaux et bu que de l'eau , et qui avait ce goût si sale ; on aurait dit que nourrie de matières végétales acides, peu animalisées ; elle avait besoin, pour balancer leur effet, d'une matière très-animalisée et alkaline ; cette jeune fille était d'une mauvaise santé, elle est morte jeune. Ainsi, enfin, nous voyons des jeunes filles chlorotiques dévorer du charbon, du plâtre, de la cendre, des matières alkalines pour absorber l'acide phosphorique surabondant dans leurs liquides animaux.

J'ai vu l'accumulation du fluide nasal épaissi déterminer un coriza chez plusieurs enfans mal élevés : l'estomac ne peut-il pas de même surabonder en glaires, et souffrir de cette accumulation. Un vomitif avec son irritation momentanée ne vaut-il pas mieux, en éliminant ces mucosités, que l'irritation permanente produite par ces mucosités qu'on laisse séjourner. Il en est de même des intestins relativement aux purgatifs.

Les oscillations convulsives, produites par le vomitif, n'ont-elles pas même leur utilité ; le poumon pressé entre les côtes, comme une éponge dans la main, se dégorge de sang : le foie, comprimé par les muscles abdominaux, se dé-

---

(*) Ainsi, les excrémens des enfans ne sentent pas mauvais pour leurs mères, et quelques femelles d'animaux les mangent même au moment de leur excrétion ; la tendresse maternelle n'est pas pour tout dans ce goût bizarre.

gorge de bile ; la circulation veineuse ordinairement languissante, dans cet organe, est accélérée.

Mais il faut, pour appliquer ces remèdes, du jugement, et un jugement libre de toute prévention systématique ; il faut étudier la nature, les courans vitaux, pour ainsi dire, et louvoyer avec eux, quand on ne peut marcher dans leur direction.

Ainsi les douleurs, situées au-dessus du diaphragme, demandent les vomitifs ; ainsi celles, qui sont au-dessous, provoquent l'application des évacuans. C'est la même règle que pour les saignées.

Une seconde règle est d'établir les excrétions critiques sur un organe peu important à la vie, surtout quand ces excrétions doivent se faire par un organe excrétoire, créé, pour ainsi dire, pathologiquement ; par un abcès.

Ici nous pouvons relever une erreur populaire ; on croit que la saignée tire le mauvais sang et laisse le bon, à peu près comme un homme qui, faisant une ouverture à une barrique de vin, croirait ainsi ne tirer que l'eau qu'on y a mêlée ; idée, encore plus ridicule, car le sang est agité d'un mouvement continuel, et le vin n'éprouve pas ce mouvement de masse et de molécules.

Nous pouvons encore indiquer une manière de combattre ses adversaires, peu délicate et sentant la mauvaise foi ; M. Broussais a employé ce moyen dans l'article *eclectique* de l'encyclopédie moderne ; que ses partisans le lisent et en rougissent pour lui ; on y verra ce que peut sur un homme la fièvre d'une ambition intolérante et impatiente de toute contradiction ; où est donc la bonne foi si séduisante (*) de l'auteur des *phlégmasies chroniques* ?

Comment en un plomb vil, l'or pur s'est-il changé ?

(*) On trouvera peut-être cette expression un peu forte ; mais que M. Broussais prouve qu'il n'a perdu qu'un cinquième de ses cholériques dans le commencement de l'épidémie, et un quarantième à la fin ! qu'il ne cache plus ses états de mortalité ! il fermera la bouche aux incrédules.

APHORISME XXII.

« Il faut donner des médicamens, et mouvoir ce qui est mûr (cuit) et non ce qui est cru ; et non dans le commencement, si ce n'est dans l'orgasme l'agitation ; le plus souvent il n'y a pas d'orgasme. »

Cet aphorisme est obscur ; et nous ne sommes pas sûr d'en avoir saisi le sens ; il manque même dans les manuscrits ; mais on le trouve textuellement dans le traité des humeurs. *Pharmacuein* ne signifie pas *purger;* il signifie *traiter* par *des médicamens végétaux;* mais le mot *kinein* fixe la signification de *pharmacuein* qui veut dire *purger*. Le système des médecins qui ont traduit Hippocrate a influé sur leur traduction ; il faut se tenir en garde contre eux.

Ainsi notre patriarche ne purge que dans la remission des symptômes, à moins qu'un trouble général, un débordement d'humeurs n'en fassent un besoin ; les broussaitistes appelleront cela une médecine stercoraire ; mais elle vaut bien leur médecine sanguinaire ; on voit combien il est facile de faire de mauvaises plaisanteries, mais, il faut leur parler dans leur dialecte.

APHORISME XXIII.

(Il ne faut pas) « Pronostiquer sur ce qui se dirige vers un organe excrétoire et qui s'évacue par là d'après la quantité, mais d'après la qualité de la matière évacuée ; et, si le malade supporte facilement l'excrétion, on peut, si le malade y suffit, solliciter cette évacuation jusqu'à la faiblesse »

Cette dernière assertion me paraît hasardée; jusqu'à la faiblesse, c'est beaucoup trop; la faiblesse, poussée à un certain degré, ne peut se réparer; un malade trop épuisé ne se relève jamais; il faut un peu de force pour reprendre la force; on meurt de marasme, au lieu de mourir de la maladie primitive; mais enfin, on a le temps de faire son testament.

Hippocrate ne nous donne ici que des indications vagues sur la nature des évacuations et sur la manière d'en réconnaître la qualité; quant à l'influence que la débacle humorale peut avoir sur le malade, elle se manifeste quelquefois bien tard, et nous ne savons s'il faut l'arrêter ou la favoriser que lorsque l'effet est produit; la mort arrive avant l'expérience.

Un signe favorable est, comme nous l'avons dit, la manière dont le malade supporte ces évacuations; un autre signe, encore favorable, est leur ressemblance avec celles qui se font dans l'état de santé; enfin, Prosper Alpin, cet illustre médecin hippocratique, nous fournit un troisième signe, ç'est que les matières excrétées soient d'une nuance claire et blanchâtre; la couleur noire de ces fluides, plus ou moins épais, est de très-mauvais augure.

⸎

APHORISME XXIV.

« Dans les affections aiguës, il faut employer rarement, dans le commencement, les médicamens actifs; il ne faut le faire qu'après un examen scrupuleux. »

On a traduit le mot *pharmakeïësi* par *purgatifs*; mais Hippocrate ne serait pas d'accord avec lui-même s'il donnait ce conseil; puisqu'il nous a dit de ne purger que lorsque la matière est mobile et les organes émonctoires peu irrités.

Cela peut s'expliquer pourtant ; Hippocrate, élevé dans le temple d'Esculape, dans l'île de Cos, avait recueilli ses aphorismes, et dans les traditions de famille, et dans les tables votives que chaque malade rendu à la santé, attachait aux murs des portiques sacrés.

D'ailleurs, la volumineuse collection, publiée sous le nom d'Hippocrate, ne lui appartient pas tout entière ; son gendre Polibe, et son fils Thessalus pourraient en reclamer une partie ; on peut croire que plusieurs de ses écrits appartiennent à Democrite, dont ils exhalent, pour ainsi dire, la philosophie corpusculaire.

Au reste, dans le choix des évacuans, il faut donner les vomitifs dans le commencement, et les purgatifs à la fin ; cela s'accorde mieux avec les habitudes normales du tube intestinal et les mouvemens perristalliques qui l'agitent continuellement. Nous vomissons rarement ; nous allons tous les jours à la garde-robe : il est donc plus régulier que les matières cheminent de haut en bas dans ces tubes animés : il est de même plus naturel que les vents sortent par bas que par haut. Dans un estomac paresseux, les alimens qui séjournent éprouvent un commencement de fermentation comme dans un vase inerte, et l'acide carbonique, qui se dégage, est rendu par haut ; cela indique donc une irritation atonique de l'estomac ; les vents rendus par bas ont une autre nature, ils se composent de gaz hydrogène carbonné et sulfuré, et ils indiquent une constipation habituelle et quelquefois une légère affection des gros intestins ; et quands ils n'ont pas leur odeur spéciale, ils décèlent souvent une tympanite, maladie presque sûrement mortelle.

Cette excrétion de vents, par l'orifice inférieur du canal, est même utile ; par là sortent beaucoup de gaz dont l'accumulation pourrait nuire à l'économie ; les étudians en médecine, dans le cours de leurs dissections anatomiques, rendent des vents qui ont une odeur de cadavre.

APHORISME XXV.

« Si l'on purge ce qui doit être purgé, cela sert et concourt à la guérison ; si on fait le contraire, on se prépare des difficultés. »

Cet aphorisme est une répétition.

APHORISMES

DE SANCTORIUS.

PREMIÈRE SECTION.

Ier « Si tous les jours, il se faisait une addition de ce qui manque, de la quantité et de la qualité qu'il faut ; s'il se faisait une ablation des choses qui excèdent ; la santé perdue se retablirait, la santé présente se conserverait. »

Point du tout ; car le travail des organes les userait à la longue ; faisons l'application de cette réflexion.

Dans les palpitations, dans les menaces d'apoplexie, on saigne, et le malade se trouve soulagé ; mais ce soulagement n'est que temporaire ; il faut saigner de nouveau, et répéter ces saignées à des intervalles plus ou moins longs, suivant le besoin des malades, et peut-être un peu suivant le système du médecin plebotomiste.

Il y a dans notre économie un pouvoir réparateur du sang qui agit plus ou moins énergiquement, suivant le tempérament et surtout suivant le sexe : s'il n'agissait point, la moindre plaie, la moindre hémorrhagie déterminerait une faiblesse irréparable ; joignez à cela que la déplétion sanguine des veines ne dure pas long-temps, parce qu'il se fait, dans ces tubes vivans, un reflux du sang, contenu dans les muscles à l'état de demi-combinaison : d'ailleurs, le soulagement consécutif n'est pas aussi considérable qu'on le croirait ; la pléthore locale existe toujours, parce que le stimulus local existe toujours.

C'est une loi de l'économie que, plus un fluide se perd, et plus activement il se reproduit ; plus, par conséquent, les organes, à qui le travail de cette réproduction est confié, sont excités ; mais, est-ce que cette excitation, long-temps continuée, ne les fatigue pas, ne les use pas ? plutôt ils succombent sous la tâche extraordinaire qui leur est imposée ; plus la vie marche vite, et plutôt l'aiguille, qui en trace le cours, signale l'heure fatale : une excitation modérée nous conserve ; une excitation excessive nous épuise et nous tue.

2e « Si le médecin, qui dirige la santé des autres, ne connaît que la réparation et l'évacuation apparente, mais qu'il ignore la quantité journalière de la perspiration insensible, il les trompe et ne les guérit pas. »

5me « Celui seul qui sait la quantité, les circonstances, le plus et le moins de la transpiration insensible, saura les momens et la quantité des alimens et des évacuations nécessaire à la conservation ou au rétablissement de la santé. »

Cet aphorisme concorde avec le premier d'Hippocrate : il indique combien il faut faire de choses pour guérir un malade ; ce ne sont pas seulement les médicamens qui guérissent.

4.ᵉ « La perspiration insensible seule nous enléve plus de molécules que toutes les excrétions sensibles réunies. »

On sait que sur huit livres d'excrétions la transpiration insensible en enléve cinq elle seule.

Comment se fait-il que les individus gras perdent plus par la transpiration que les individus maigres?

Pourquoi ont-ils plus d'embonpoint puisqu'ils perdent davantage? C'est un problême que j'établis, mais je ne sais pas le résoudre.

5ᵉ « La transpiration insensible se fait ou par les pores du corps qui est totalement perméable et qui est environné de la peau comme d'un filet, ou bien elle se fait par la respiration qui, dans un jour, en emporte une demi-livre à peu près; les gouttes qui se concrétent sur un miroir approché de la bouche indiquent bien cela. »

Sanctorius aurait pu citer, en preuve, le nuage de vapeur qui sort de nos bouches à chaque expiration en hiver : on n'a pas de données bien précises sur la quantité proportionnelle du liquide, exhalé par les poumons dans l'acte de la respiration comparé à celui que la peau exhale.

Au reste, si les élémens de l'air fournissent de la chaleur au poumon, en se solidifiant dans leur combinaison avec le sang artériel, les fluïdes gazéifiés qu'entraîne chaque oscillation respiratoire doivent à leur tour en absorber beaucoup; car si le gaz oxigène, et peut-être le gaz azote, dégagent de la chaleur en se liquidifiant, le fluide aqueux et le carbone exhalé sous la forme d'acide carbonique doivent en absorber en se gazéifiant, le carbone surtout qui forme un corps très-compact.

J'ai dit le gaz oxigène, et peut-être le gaz azote, ce n'est pas sans motif : j'ai toujours pensé que le gaz azote pouvait être absorbé comme l'oxigène dans l'acte respiratoire chez certains animaux au moins ; autrement comment expliquer l'énorme développement musculaire des animaux herbivores qui ne mangeant point de substances azotées, renferment dans leurs élémens, une si grande quantité d'azote ? il semblerait que la nature a déposé, sous leur peau, une provision de matière alimentaire destinée aux animaux carnivores ; dans le balancement des espèces, la destruction entre dans les vues de la nature comme la propagation : c'est une chose extraordinaire que nous soyons forcés par nos besoins de devenir cruels, et de lutter contre les sentimens sympathiques de compassion qui nous parlent, dans d'autres circonstances, un langage si énergique et si délicieux : l'homme sera toujours, je pense, une énigme pour l'homme ; mais on en peut dire autant de tous les êtres créés.

6e « S'il y a huit livres d'alimens et de boissons dans un jour, la transpiration insensible en emporte cinq livres environ. »

Sanctorius demeurait à Venise où l'air est chaud ; mais, par une espèce de compensation, il est humide par les émanations continuelles des canaux d'une ville bâtie dans des lagunes. D'ailleurs, on sait ce que valent des calculs mathémathiques en physiologie.

7e « La quantité de la transpiration insensible est influencée par la variété de nature, de région, de temps, d'âge, de maladies, des alimens, des autres choses non naturelles. »

Qui sont pourtant bien naturelles.

8e « En pesant son corps, le matin, avant et après les excrétions sensibles, on peut établir la proportion entre la transpiration nocturne et les excrémens. »

Sanctorius aurait dû établir la différence de proportion

entre la transpiration dermique et la transpiration pulmonaire.

9e « Si le poids du corps augmente plus que de
coutume, sans aucune augmentation d'alimens, sans
une diminution des excrétions sensibles, il y a transpiration diminuée. »

10e « Le corps est conservé dans le même état
de santé, quand il revient tous les jours au même
poids, sans aucune évacuation sensible inacoutumée :
mais s'il revient au même poids par une urine plus
abondante, ou des selles plus volumineuses, il commence à s'éloigner de son ancien état de santé. »

Dans cette supposition la peau est plus froide, moins
vivante, le système capillaire sous-cutané qui fournit les
matériaux de la transpiration, renferme moins de sang :
il y a du spasme. Mais en même temps qu'il y a du spasme
à l'extérieur il y a pléthore sanguine à l'intérieur; le volume du sang restant le même, sa distribution proportionnelle est changée; les gros vaisseaux intérieurs en sont
gonflés; si un organe est plus faible, il s'en trouve sur-
chargé, et de faible, il peut devenir malade; l'équilibre
est rompu.

11e « Si la statique nous décèle une transpiration
arrêtée, on verra dans les jours suivans ou une transpiration plus abondante, ou une autre évacuation sensible plus considérable, ou un indice de cachexie,
ou enfin de la fièvre. »

J'ai connu une dame sur le retour qui avait des sueurs
très-abondantes, le matin : si elle les supprimait, en se le-
vant trop tôt, elle avait des douleurs de rhumatisme, et
bientôt un accès de fièvre qui rétablissait la transpiration
matinale, et l'ordre nécessaire à sa santé.

12e « Il ne peut exister ensemble une transpiration abondante et une évacuation sensible plus considérable qu'à l'ordinaire. »

Cette double perte épuise l'individu. J'ai vu même plusieurs vésicatoires affaiblir des malades de manière à mettre leur vie en danger. Une femme grosse, d'une constitution délicate, éprouva un violent mal de tête ; des saignées multipliées conjurèrent l'orage ; elle fit une fausse couche ; la fièvre continua ; on mit deux vésicatoires aux cuisses, et on les provoqua vivement et scrupuleusement ; il survint une diarrhée considérable ; elle mourut de faiblesse, au moment où on la croyait mieux, parce que l'intensité des douleurs de tête avait diminué avec les forces.

Au reste, elle lutta long-temps contre cette maladie ; au lieu que j'ai vu deux autres femmes grosses, prises d'une fièvre cérébrale intense, mourir en huit heures de temps, dans des convulsions continuelles, après avoir fait une fausse couche spontanée chez l'une, et provoquée chez l'autre : les maladies qui attaquent les femmes grosses sont toujours très-graves.

13e « Si quelqu'un a des évacuations sensibles plus considérables, il transpire moins. »

14e « Rendre des excrémens plus épais, rendre des urines épaisses, suer plus qu'à l'ordinaire et transpirer moins ; c'est un mal. »

15e « Si le corps revient tous les jours au même poids, sans qu'aucun changement ait troublé la transpiration, il n'aura besoin d'aucun effort critique, et se conservera sain. »

Il y a dans les molécules vivantes, qui composent nos liquides et nos tissus, un mouvement intestin continuel ; les unes venues du dehors sont ajoutées à nos organes, les pénètrent, les imbibent et en font partie ; les autres, sont éliminées par les différentes excrétions dont l'ensemble forme un système complet.

Ainsi est maintenue la composition, la proportion des élémens qui composent nos liquides et nos solides, proportion si altérable d'élémens si faciles à dissocer, et liés par un lien si frêle ! proportion continuellement altérée par les fonctions même de la vie qui l'entretient ; proportion qui peut varier dans certaines limites, sans que notre santé en souffre, mais qui, les dépassant, devient une maladie.

Dans le période d'accroissement la quantité de molécules introduites l'emporte sur la quantité de celles rejetées : dans la vieillesse, la quantité de molécules enlevées à notre corps par les excrétions variées, qui s'exécutent à ses surfaces dermiques et muqueuses, excède la quantité de molécules réparatrices introduites dans ses interstices parenchymateux ; enfin, dans l'âge de consistance, la proportion des unes et des autres est à peu près égale, et à ce prix est la santé.

Ainsi dans l'enfance, le travail d'assimilation est très-actif ; l'instinct demande beaucoup de matériaux sur lesquels puisse s'exercer le travail d'accroissement ; les enfans sont naturellement gourmands, et ils doivent l'être ; car ils doivent vivre et s'accroître.

Dans la vieillesse, au contraire, les organes excréteurs doivent jouer un grand rôle ; et si malheureusement l'âge ralentit ou interrompt leur action, nos molécules trop animalisées ne peuvent plus s'accumuler, sans danger, dans le tissu de nos parties ; il faut donc activer les sécrétions.

Nous ignorons quel élément manque à nos chairs ; mais, dans l'appétence et le dégoût que nous éprouvons pour tel et tel aliment, il y a probablement quelque chose d'instinctif ; nous désirons ceux qui peuvent fournir à notre substance le principe qui est trop peu abondant : supprimez cet instinct conservateur, et non seulement l'homme, mais le reste de la nature animée et vivante, mourra au berceau.

16ᵉ « La mauvaise qualité de nos chairs commence, quand le corps varie de poids d'un jour à l'autre. »

17ᵉ « Le poids du corps est un indice de santé, quand, pendant qu'il augmente, nous nous sentons plus légers. »

18ᵉ « L'abondance augmente les mauvaises qualités; l'inverse n'est pas vraie. »

C'est-à-dire que l'abstinence ne diminue pas ces mauvaises qualités; il faut satisfaire nos besoins, et ne pas aller au-delà : une abstinence prolongée influe aussi sur nos liquides et nos solides, d'une manière délétère : quand on n'introduit point dans son estomac de matériaux de réparation; le corps retient des molécules qui seraient rejetées dans d'autres circonstances, elles deviennent trop azotées, trop animalisées; d'un autre côté, elles agissent d'une manière nuisible sur les petits vaisseaux qu'elles parcourent; et définitivement se manifestent les symptômes d'une affection scorbutique; cette affection peut être la suite d'un défaut d'alimens, comme de la mauvaise qualité des alimens.

19ᵉ « Le poids ainsi que la phlétore sont diminués par l'évacuation sensible ou insensibles de matières crues; ou bien par l'évacuation sensible ou insensibles de matières cuites. Cette dernière est salutaire, mais elle laisse la mauvaise qualité des chairs. »

Tout cela est bien hypothétique, et manque de clarté d'ailleurs; et je suis, comme le disait Buffon, pour *clarifier* le style.

20ᵉ « Il y a deux espéces de transpiration insensible : l'une s'effectue immédiatement après le sommeil, après la digestion complète, et ensuite les forces sont augmentées; l'autre arrive dans la veille; elle

est formée d'un suc mal combiné, et les forces diminuent; en effet, elle est le résultat d'un effort violent,
suivant que le travail de la veille est plus ou moins
grand. »

21e « La transpiration salutaire qui enlève au
corps un poids considérable, mais inutile, n'est pas
celle qui se manifeste en sueur, mais cette vapeur
insensible qui, dans un jour d'hiver, peut monter à
cinquante onces, et plus. »

La transpiration pulmonaire est bien apparente en hiver; les mucosités de la membrane muqueuse, trachéenne,
bronchique et lobulaire du poumon, ne doivent pas s'é-
paissir et se concréter à l'air dans l'état normal; autrement n'aurions besoin d'une toux continuelle pour les expulser dans toutes les phases de notre existence.

La transpiration dermique est destinée à nous débarrasser
du détritus de nos organes sous-cutanés, c'est-à-dire des
muscles; aussi elle augmente avec l'exercice augmenté de
nos muscles surtout; elle augmente encore quand le système capillaire sanguin a éprouvé l'orgasme de la fièvre;
et cette transpiration forcée varie sa composition; dans
ces circonstances elle est très-acide, puisqu'elle rougit très-
vivement le papier teint avec le tournesol; souvent cette
odeur est mêlée avec une odeur de souris : un travail
musculaire produit souvent cette sueur chez les campagnards.

22e « La transpiration devient visible, ou quand
l'alimentation est trop forte, ou quand la chaleur languit, ou enfin dans un mouvement violent. »

Il fallait dire que la chaleur languit quand la transpiration est trop forte; ceux qui suent ont moins chaud que ceux
qui ne suent pas : il en est de même dans les fièvres que dans

l'état de santé; la sueur succède à une chaleur sèche, la diminue et annonce la détente.

Dans certaines fièvres, on remarque une chaleur mordicante qui affecte désagréablement le tact : elle indique un état d'orgasme, un travail intestin dans le système capillaire sanguin parenchymateux : souvent dans le corps d'individus morts par ces fièvres, on remarque une disposition à la gangrène qui se manifeste par des escarres au coccix et aux hanches, par des éruptions générales à la peau, par de petites suffusions sanguines occupant tous les tissus, dont Stoll a fait une très-bonne description.

23e « La transpiration insensible, jointe à la sueur, est mauvaise : la sueur diminue la force des fibres : cependant on la croit bonne, quand elle évite un plus grand mal. »

24e « Plus la transpiration est subtile, plus elle est invisible et sans humidité, meilleure elle est. »

25e « Tous les excrémens liquides sont plus pesans, et vont au fond; les excrémens épais sont plus légers, et surnagent; ainsi sont les féces dures et épaisses, les crachats, et tout le reste du même genre. »

Relativement aux solides et aux liquides excrémentiels, j'ai vu souvent ce phénomène se manifester : les crachats suspects des personnes qui toussent provoquent la même observation : ceux qui ne renferment point de bulles d'air surnagent, quand ils se composent de mucus épaissi : les crachats purulens tombent au fond de l'eau, de l'eau salée et de l'urine, même quand ils renferment des bulles d'air. Un passage d'Hippocrate, où il signale les crachats d'un malade qui surnageaient sur le vase, n'a pas été entendu de M. Jault, son traducteur.

26e « Les excrémens liquides, à pareille quantité,

ôtent plus de surcharge au corps que les excrémens durs et consistans. »

Je crois, moi, qu'un individu rendant des excrémens liquides éprouve plus de faiblesse, et, par conséquent, se sent plus lourd ; mais c'est que des excrémens liquides supposent une digestion incomplète, une maladie.

27e « Les alimens liquides sont plus pesans ; les alimens solides plus légers : le pain et la chair sont plus légers ; le vin, le bouillon de viande plus lourd : un verre de vin est plus lourd qu'un pain entier d'un volume triple. »

Hippocrate a dit que les alimens liquides réparaient les forces, non pas mieux, mais plus vite, que les alimens solides ; je pense comme lui : cependant on doit établir quelques restrictions.

On abuse quelquefois des alimens liquides, et ils ne sont pas aussi amis de l'estomac qu'on le suppose ordinairement : d'abord, ils sont avalés trop brusquement, et trop brusquement aussi distendent l'estomac ; ensuite, ils ne sont pas machés, ils ne sont pas impregnés de salive ; enfin, leur temperature chaude agit comme débilitant.

Les médecins ont, ce me semble, bien des idées fausses relativement à l'alimentation des malades ; qu'il me soit permis, à cet égard, de faire une petite excursion sur le domaine de l'hygiène.

Par exemple, ils donnent des mucilagineux végétaux, et craignent les mucilagineux tirés du règne animal ; on doit cependant croire que l'estomac a moins de peine à digérer des substances animales plus rapprochées de notre propre substance, que des substances végétales qui exigent un travail digestif, plus considérable pour être assimilées.

Ensuite, on donne, comme aliment de choix dans les convalescences, du chocalat ; et ce chocolat mangé en bloc donne une acreté à la gorge ; or, comme la langue est le portier de l'estomac, pour ainsi dire ; que son usage physiologique est d'admettre ou de rejeter les substances alimentaires ; qu'elle a beaucoup de rapports sympathiques avec l'organe principal de la digestion ; que même dans le *pica* ou appétit dépravé, ses préférences pour les substances alkalines, sont un avis de la nature ; on doit le plus souvent approuver ses décisions, et suivre ses avis.

Ainsi donc le chocolat ne mérite point la préférence que lui donnent les convalescens : le cacao, qui le compose en grande partie, est une amande huileuse qu'on enfouit dans terre, qui subit les altérations d'un voyage par mer, qu'on torréfie encore, pour lui donner la saveur qu'on lui demande : or, tout cela ne peut se faire sans altérer l'huile que renferme cette amande : aussi n'ai-je jamais pu manger du chocolat non mélangé sans avoir à la gorge un sentiment d'acreté : aussi encore l'huile du cacao, nommée improprement *beurre*, est-elle concrète comme les huiles oxigénées.

28e « L'état d'un homme qui se sent fatigué et lourd, quand il ne l'est pas, est pire que celui d'un homme qui se sent fatigué, quand il l'est. »

Le second a la conscience de son état ; l'instinct de conservation parle chez lui.

29e « Le poids d'un corps vivant s'entend d'une manière équivoque ; ces deux phénomènes là peuvent exister ensemble : être plus lourd, et se sentir plus léger, être plus léger. et se sentir plus lourd. »

30e « Dans l'hypothèse qu'un homme soit aussi lourd et se sente plus léger ; cela indiquera une santé parfaite. »

31e « Le corps qui diminue de poids, quoique d'une bonne santé apparente, est moins bien portant que celui qui acquiert du poids avec un état égal de santé. » (*Aphorisme obscur , au moins pour moi.*)

32ᵉ « Le corps devenu moins pesant, par le travail de l'intelligence ou du corps, a moins de vigueur ; ce qui n'arrive pas s'il a moins de vigueur après le sommeil et une bonne alimentation. »

33ᵉ « Si, sans aucun exercice violent, le poids diminue et les forces tombent ; cela arrive, parce que la réparation n'égale pas la fatigue. »

34ᵉ « L'animal devient faible de trois manières : ou bien le poids du corps augmente, sans aucune diminution de forces ; ou bien le corps a le même poids, et les forces diminuent ; ou, enfin, le poids et les forces diminuent à la fois. »

35ᵉ « La lassitude qui arrive quand le corps diminue de poids et de vigueur, est plus dangereuse que les autres ; le poids est une espéce de vigueur. »

36ᵉ « Le poids du corps nous donne de la force, ou quand nous tirons quelque chose en bas, ou quand nous portons, que nous tournons, ou que nous poussons. »

Je ne suis pas sûr du sens de cet aphorisme ; de la manière que je l'entends, c'est une chose triviale : l'auteur dira plus loin le contraire.

37ᵉ « La vigueur d'un vieillard dépend plutôt du poids de son corps que de ses forces ; un vieil animal, de peu de poids, peut vivre long-temps, mais il ne peut être robuste.

La quantité de mouvement est égal à la masse multipliée par la vitesse ; chez un vieillard la vitesse est petite.

38ᵉ « Si le corps, après le sommeil, revient à son

s'il y a un sentiment de gêne, c'est un mauvais signe. »

39e « Les erreurs hygiéniques ne rendent point le corps malade, s'il n'y a pas un viscère qui prédispose; on connaît cette prédisposition par le poids augmenté ou diminué, et par quelque malaise précédent. »

40e « Quand la nature est empêchée dans la fonction de la transpiration, elle commence à s'altérer en plusieurs chsoses. »

41e « Quand la tête éprouve une douleur gravative, alors le corps commence à moins transpirer, et à devenir plus pesant. »

42e « On connaît mieux le germe des maladies par l'altération d'une transpiration inaccoutumée, que par la lésion des fonctions. »

43e « Si, en pesant le corps, vous voyez que la transpiration accoutumée est retenue, et que l'urine et la sueur ne se montrent pas après quelques jours, vous connaîtrez que cette suppression indique la putridité. »

44e « Si, en pesant le corps, vous appercevez que, par une cause violente, la transpiration a été plus considérable, vous saurez qu'à la place de la transpiration violemment provoquée, des liquides mal combinés affluent et s'introduisent dans la trame des parenchymes. »

45e « Les élémens réparateurs qui sont introduits dans nos tissus, s'ils peuvent être fluides et perspirables, c'est bon; autrement, la partie où ils affluent devient dure, coriace, et enfin squirrheuse.

46e « Si la nature ou la fièvre ne favorisait pas la

poids d'habitude sans aucun sentiment de gêne ; c'est un bon signe qui indique une parfaite assimilation ; transpiration, n'atténuait pas ce qui doit être transpiré, le corps de suite serait prédisposé à la fièvre maligne. »

47e « Les fébricitans empirent également quand un médecin ignorant donne des remèdes imprudens pour arrêter la transpiration ; il en est de même des imprudences des malades. »

48e « La casse, en petite quantité, ne trouble point la transpiration, ne diminue point les forces ; seulement elle ôte au corps un poids inutile : les autres purgatifs, au contraire, évacuent davantage ; leur action s'exerce même sur les parties éloignées, et rend le corps plus léger : cependant les alimens et les boissons remplissent les interstices vides ; ensuite, le ventre est resserré, les urines moins abondantes, et peu après le corps est plus pesant. »

La casse, comme tous les corps sucrés, purge plus doucement que les autres purgatifs ; c'est presque un aliment ; et peut-être serait-il à désirer que les médecins prissent, autant qu'ils le pourraient, leurs remèdes dans la classe des substances alimentaires ; l'instinct qui nous donne de la répugnance pour tout ce qui sort de cette classe, n'est peut-être pas un instinct trompeur : j'ai vu des malades, ayant la fièvre tierce, avoir du goût pour les amers ; moi-même, si je puis me citer comme exemple, dans une fièvre tierce qu'une longue fatigue me donna, il y a trente ans, je ne pouvais supporter d'autre boisson que la bierre ; et l'on sait qu'il y a du houblon dans la bierre : ensuite, par un changement remarquable, je fus deux ans, après ma guérison, sans vouloir boire de la bierre.

Parlons à présent des purgatifs plus irritans ; la diarrhée, qui est la suite de leur application, diminue la transpiration, la sueur, l'excrétion urinaire, et toutes les diarrhées ont cet effet ; mais la faiblesse qui suit la diarrhée et la déperdition de substance qui en est aussi la suite, rendent faméliques, pour ainsi dire, les vaisseaux lymphatiques et chylifères ; les vacuoles, que la purgation avait déterminés dans les parenchymes organiques, sont remplis par l'alimentation, sont même engorgés ; or, comme la sécrétion urinaire, ainsi que la transpiratoire ne recouvre pas toujours sa première activité ; le corps devient plus pesant, et c'est tant pis : il est imbibé d'élémens mal élaborés, et un peu crus.

49e « Toute douleur, ou toute fatigue de corps empêche la transpiration de ce qui est élaboré pour cela. »

50e « Le plus léger froid que nous éprouvons en dormant, empêche notre transpiration. »

Dans la veille l'exercice entretient la transpiration, malgré le froid : mais dans le sommeil, cette ressource manque à la nature.

Il y a plus ; dans le sommeil, nous respirons un air moins oxigéné ; et il le faut même, puisque, dans le cas contraire, notre sommeil serait agité : les animaux mêmes, à l'exemple de l'homme, cherchent les endroits peu aérés pour dormir : la respiration est plus lente ; proportionnée aux travaux musculaires, elle doit diminuer quand ces organes interrompent leur activité : le surcroît de forces qu'elle nous donnerait, serait nuisible, ou au moins superflu.

51e « Une des causes les plus ordinaires qui empêchent la transpiration en été, est de s'agiter dans le lit. »

52e « Trois causes internes empêchent la transpiration, l'embarras de la nature, la diversion, et la faiblesse. »

53e « Il est clair par la statique (médicale), après avoir mangé, dans l'intervalle de trois heures, il se fait une petite transpiration : dans un jour de médecine, la nature s'occupe d'évacuations sensibles ; après le repas, elle s'occupe de digestion, ou mieux de coction. »

54e « Dans la diarrhée et le vomissement, la transpiration est empêchée, parce qu'il y a diversion. »

55e « Des vêtemens trop lourds empêchent la transpiration en débilitant. »

56e « A chaque heure le corps ne transpire pas de la même manière ; dans les cinq heures qui suivent le repas, la transpiration enlève à peu près une livre ; depuis la cinquième jusqu'à la douzième heure, à peu près trois livres ; depuis la douzième jusqu'à la seizième (époque à laquelle il faut nourrir ou médicamenter), à peu près une demi-livre. »

Effectivement, quand la transpiration, après avoir atteint son *maximum*, recommence à diminuer, cela annonce de la débilitation et le besoin d'alimens.

Les grands mangeurs ne sont pas mieux nourris avec une grande masse d'alimens, que les petits mangeurs avec leurs chétifs repas ; leurs pores absorbans et leurs vaisseaux chylifères sont paresseux, inertes ; ils extraient peu de chyle des riches et abondans matériaux qui leur sont offerts : j'ai connu beaucoup de grands mangeurs très-maigres.

57e « Celui qui mange, ou prend des évacuans dans le *maximum* de la transpiration, c'est-à-dire, le matin, se nuit à lui-même : l'alimentation, la purgation empêchent la transpiration. »

58e « La transpiration insensible et cachée nous

est plus salutaire que toutes les évacuations sensibles réunies; après un sommeil (calme), avant les excrétions apparentes, chacun se sent plus léger; et il est, à la vérité, plus léger d'environ trois livres. »

59e « Dans l'espace d'une nuit nous rendons seize onces d'urine, un peu plus, un peu moins; quarante et quelques onces, sont évacués le plus souvent par la transpiration insensible. »

60e « Beaucoup de personnes perdent autant par la transpiration insensible dans un seul jour, que par l'anus dans quinze jours. »

61e « Pourquoi la plupart de nos compatriotes entreprenent-ils le traitement de la majorité des maladies par les purgatifs et l'urine, et s'occupent-ils si peu de la transpiration? »

62e « Si, pendant la nuit, vous avez transpiré plus que de coutume, sans sueur et sans malaise, ayez la persuasion de votre bonne santé. »

Une transpiration augmentée n'est pas toujours une preuve de santé; mais notez que cette transpiration n'est pas accompagnée de malaise, et le sentiment du bien-être nous trompe rarement : Hippocrate attribue la vigueur des hommes du nord à leur modique transpiration; Hippocrate ne se pesait pas comme Sanctorius, et ne pouvait constater que les hommes du nord transpirassent moins. Pourquoi le supposer quand l'air sec et dense du nord doit provoquer la transpiration ? (*Voyez* LORRI.) La chaleur fait suer et non transpirer.

63e « Nous sommes d'autant plus éloignés de la maladie, que nous sommes parvenus à la moyenne du poids qui constitue notre santé, sans qu'une transpiration sensible spontanée, ou provoquée par le médecin, sans que la diète y fût pour quelque chose; mais par suite de la transpiration insensible qui accompagne le sommeil après une bonne digestion. »

64e « Mais à quel poids faut-il que monte la transpiration, pour se bien porter? Vous le connaîtrez ainsi : le matin, après un souper splendide la veille, observer la grande transpiration qui a pu se faire en douze heures de temps ; supposons qu'elle soit de cinquante onces : un autre matin, mais après vous être privé de souper, en supposant que vous ayez fait un diner ordinaire, faites la même observation, et supposons que ce soit vingt onces ; d'après ces données choisissez la moyenne d'alimens et des autres choses non naturelles entre vingt et cinquante, c'est-à-dire, trente onces; de cette maniere vous aurez une vie saine et longue, et vous vivrez cent ans. »

De Gorter prenait la moyenne de dix jours de transpiration, et il avait peut-être raison, car beaucoup de choses peuvent tellement influer sur la quantité de cette excrétion qu'une épreuve de deux jours ne peut suffire : le choix des alimens, par exemple, peut la faire varier : les alimens animaux l'augmentent : plus animalisées, les molécules qu'ils fournissent, se trouvent plus vite trop animalisées, et doivent être plus vite rejetées par une excrétion qu'elles doivent, par conséquent, rendre plus abondante.

Au reste, une vie trop régulière peut être nuisible, en ce que la moindre erreur de régime l'altère et la trouble : il ne faut rien outrer.

65e « Les corps sains d'hommes, usant d'une diète

modérée, peuvent chaque mois devenir plus pesans d'une ou deux livres, et ensuite revenir à leur poids ordinaire à une époque périodique; mais, ainsi que chez les femmes, il se fait une crise par une excrétion d'urine plus abondante ou plus trouble. »

Ajoutez, ou par un flux hémorrhoïdal, ou enfin, comme on l'a vu, mais rarement, par une hémorrhagie de l'urethre; il est probable, en effet, que, tous les mois, à la même époque, il y a une pléthore sanguine ou humorale. Nous sommes tous des animaux d'habitude; toutes nos fonctions sont périodiques; dans nos maladies, on doit retrouver des phénomènes analogues; les attaques d'épilepsie reviennent périodiquement, les fièvres d'accès reconnaissant une cause interne, continuent après que la cause est éliminée par une habitude vicieuse; et c'est alors que le kina les guérit; car sa vertu spécifique apparente ne tient qu'à ce qu'il combat avantageusement les affections périodiques morbides.

66ᵉ « Avant la crise dont nous avons parlé, on éprouve de la pesanteur et de la lassitude; après l'excrétion de l'urine plus abondante et trouble, tout cela disparait. »

67ᵉ « Les causes externes, qui empêchent la transpiration, se composent de la natation, des mets épais et visqueux; de l'interruption de l'exercice du corps ou de l'intelligence, et pour les hommes robustes, d'une trop grande abstinence du coït. »

L'air froid affaiblit les individus faibles, et fortifie les individus forts; il empêche la transpiration chez les uns, et la fortifie chez les autres: les mets gélatineux muqueux l'empêchent aussi ou la diminuent; il en est de même des substances végétales, pour lesquels l'assimilation est plus difficile : les passions tristes, qui font pâlir la peau, doivent aussi l'affaiblir, puisqu'elles affaiblissent toutes les fonctions.

68e « Le froid extérieur empêche la transpiration chez les individus débiles en diminuant leur chaleur ; il l'augmente chez les gens forts ; la chaleur concentrée est doublée, la nature fortifiée délivre le corps du fardeau d'une transpiration répercutée, et le corps devient plus léger, et on a le sentiment. »

69e « On voit une santé plus ferme et plus durable dans un corps dont le poids n'augmente, ni ne diminue pendant de longues années, que dans celui qui varie de poids tous les ans. »

70e « Revenir à son poids par l'addition de sucs crus (mal élaborés), c'est un mal ; c'est très-salubre quand les sucs sont bien travaillés. »

71e « Si un corps sain diminue de poids, en vivant de la même manière, c'est un mal ; il a perdu ce qui était salutaire, et cela n'est pas réparé. »

72e « Les excrémens bien cuits ont un grand volume et un petit poids ; l'air qu'ils renferment les fait surnager, et ceux qui sont rendus en une fois, n'excèdent jamais un tiers de livre. »

J'ai vu souvent un phénomène singulier : des malades ont échappé en apparence à une maladie grave ; ils recommencent à manger, ils paraissent bien digérer ; cependant les forces ne reviennent point, et ils rendent tous les jours de grandes masses d'excrémens, plus que ne devraient en fournir les alimens qu'ils prennent ; cela est de mauvais augure.

73ᵉ « Si un seul jour la transpiration pesant une livre est retenue, par quelque erreur de régime, la nature ordinairement purge cela en trois jours. »

Lorri prétend qu'un jour suffit; et alors le malade éprouve un accès de fièvre éphémère; ou bien le malade éprouve un catarrhe qui ne se guérit pas en trois jours.

74ᵉ « Alors la nature détermine une grande transpiration, et dans ses efforts, elle excite des baillemens et des pandiculations. »

Il y a un accès de fièvre; en voilà les symptômes.

75ᵉ « La transpiration a deux parties, une légère et une pesante. »

La légère s'évapore; on soupçonne qu'elle renferme des gaz l'acide carbonique, le gaz hydrogène; c'est ce gaz qui, dans les endroits où il y a des tableaux à l'huile, les fait pousser au noir, en altérant les oxides métalliques qui forment la majorité des corps colorans : en sorte que les peintres à l'huile devraient employer de préférence des émaux, des verres colorés, moins sensibles à l'influence des différens gaz dont l'hydrogène forme un des principes : il y a lieu de croire que la transpiration pulmonaire est, pour la plus grande partie, composée de gaz.

La transpiration pesante est formée des excrétions grasses, fournies par les follicules cutanés aux endroits où la peau forme des plis, ou bien éprouve du frottement; la substance grasse excrétée est noirâtre chez certaines personnes, et jaunâtres chez d'autres.

On peut diviser les hommes en deux classes, sous le rapport de la couleur de leurs poils : les roux, et les hommes d'un blond cendré. Ces deux couleurs vont en augmentant d'intensité jusqu'au noir; mais les hommes noirs même décèlent leur couleur primitive dans certaines parties du système pileux; ainsi quelques hommes très-noirs, cependant ont ce qu'on appelle vulgairement les favoris roux ; ces mêmes hommes tachent leur linge en roux aux aisselles, pendant que d'autres le salissent d'une graisse noirâtre. Eh bien! cette substance grasse rousse ou noire, est une excrétion des follicules cutanés dont nous avons parlé.

76e « Cette partie pesante afflue tellement que d'elle sont engendrés les poux, les punaises, et d'autres vermines de ce genre. »

Les poux, les punaises ne sont point engendrés de cette substance pesante : elle en favorise seulement la multiplication : l'opinion populaire est une erreur.

77e « C'est de cette partie pesante de la transpiration que proviennent les infections contagieuses; la partie légère s'évapore, la partie pesante, plus adhérente, souille. »

C'est ce qui n'est pas prouvé; l'une et l'autre partie peuvent être contagieuses.

On a dernièrement établi une différence entre la contagion et l'infection qui ne me semble pas nette. Il importe peu qu'on appelle contagion ou infection, l'influence des émanations d'un corps malade sur un corps sain; on a cherché à rassurer, par cette subtile distinction, les populations effrayés par la transmission du choléra qui a parcouru des climats si opposés, des températures si variées, des degrés de longitudes et de latitudes si différentes, sans avoir éprouvé de modification. Eloigne-t-on le danger en fermant les yeux pour ne pas le voir?

Puis-je dire ici ce que je pense et ne pas choquer les opinions, c'est que peut être au physique, comme au moral, les hommes sont influencés d'une manière analogue par leurs semblables avec lesquels ils ont des contacts étendus et multipliés ; c'est que pas une maladie n'est sans contagion ; il n'y a de différence que de plus au moins.

Il est vrai qu'il faut encore autre chose : il faut la prédisposition. Un homme, exposé à la contagion, n'en éprouvera pas l'influence, s'il n'est pas prédisposé : mais dans l'invasion d'une affection contagieuse nouvelle, un grand nombre d'individus prédisposés à éprouver son influence sont attaqués ; ils meurent ou guérissent ; quand la population a été ainsi décimée, ceux qui ont échappé au fléau sont peu disposés à le contracter ; il devient rare, et peut finir par s'éteindre : ce qui est bien constaté, c'est que ces maladies contagieuses deviennent moins meurtrières à la fin de leur terrible règne ; qu'elles deviennent plus rares ; qu'en supposant qu'elles ne s'éteignent point tout-à-fait, un petit nombre d'individus se la transmet successivement ; et qu'elle ne fait une nouvelle explosion, que lorsque des circonstances favorables en favorisent le développement et la transmission, parce que pendant l'espèce de trêve qu'elle accorde, un grand nombre d'individus se trouvent de nouveau prédisposés ; ces circonstances sont le plus souvent des modifications athmosphériques transitoires.

78ᶜ « Ceux chez qui la transpiration empêchée ne peut exhaler ce qui doit l'être, éprouvent une chaleur incommode ; ceux qui jouissent d'une transpiration générale éprouvent une chaleur douce. »

L'humeur transpirée à la surface de la peau s'évapore, et produit du refroidissement en s'évaporant.

79ᶜ « Un homme plus pesant, diffère d'un homme moins pesant quoique d'une égale santé ; il aura une vieillesse plus précoce ; qu'un homme se porte bien en pesant deux cents comme deux cent cinq ; ce petit excès de pesanteur accélère la vieillesse, comme nous l'avons observé.

Hippocrate dit que les hommes secs jouissent d'une santé plus durable et plus forte que les hommes gras ; la graisse qui s'accumule gêne le jeu des organes, autour desquels elle s'interpose sans faire partie de leur tissu, ils doivent cependant augmenter leur jeu pour animer une plus grande masse de substance ; enfin, les hommes gras sont disposés à certaines maladies, par exemple, les hydropisies, les congestions sanguines cérébrales ; d'ailleurs, l'amas de graisse indique un travail organique moins actif, puisque la graisse est une substance peu animalisée.

80e « Pourquoi la chair animée vit-elle et ne se putrifie-t-elle pas comme la chair morte ? Parce qu'elle est continuellement renouvelée. Pourquoi les enfans peuvent-ils vivre plus long-temps que les vieillards ? Parce qu'ils peuvent être plus souvent renouvelés, depuis la plus petite partie de leur individu jusqu'à la totalité ; ils peuvent, en effet, avoir plusieurs pesanteurs. Pourquoi la mort est-elle une nécessité pour les vieillards ? Parce qu'ils ne peuvent avoir que leurs derniers poids. Pourquoi ne peuvent-ils avoir qu'un seul et dernier poids ? Parce que leurs fibres trop dures ne peuvent se renouveller ; de là la mort. »

81e « Pourquoi guérissent ceux qui éprouvent une maladie dangereuse ? Parce que leur santé admet plusieurs poids : en effet, les maladies nous enlèvent trente livres d'embonpoint, plus ou moins, selon que nos corps sont plus ou moins replets, se-

lon que la maladie est plus ou moins aigue et prolongée. »

Dans les fièvres d'accès la santé ne revient que lorsque
tout l'embonpoint est fondu ; c'est un mauvais signe, quand
il se soutient ; cependant un affaissement trop brusque est
alarmant.

82e « Les vieillards qui crachent beaucoup pro-
longent leur vie : les molécules qui doivent être
rejetées, étant retenues, ne peuvent être cuites et
digérées ; elles empêchent la respiration ; de là la
suffocation et la mort. »

La peau des vieillards, étant aride et sèche, transpire
peu, la sputation fréquente y supplée ; aussi Hippocrate
dit que, dans la vieillesse, les catarrhes ne se jugent pas.

J'ai toujours remarqué que les coutumes populaires ont
quelque chose de judicieux : pourquoi les matelots fument-
ils, pourquoi font-ils usage de la *chique :* la sputation fréquente que détermine cette pratique supplée à la transpiration qui se fait difficilement dans l'air humide et peu
renouvelé d'un navire : pourquoi les Hollandais ont-ils la
même pratique ? C'est par la même raison : leur pays humide, coupé de canaux, leur air lourd et chargé de brouil-
lards leur en fait un besoin.

La transpiration peut, à son tour, être trop abondante, et
les coutumes populaires y ont trouvé un remède : pourquoi
les indigènes des pays chauds se barbouillent-ils le corps
d'huile de palmier ? Pourquoi les habitans des pays froids
se frottent-ils d'huile de poisson ? C'est que ce moyen empêche la surabondance de la transpiration ; outre qu'il
éloigne les moustiques, si communs dans les pays chauds
et même dans les pays froids dont l'été est si chaud, éclairé
par un soleil qui ne se couche jamais.

83e « La vieillesse est vraiment une maladie,

qui se prolonge si le corps est perméable à la transpiration. »

Homère conseille aux vieillards les bains chauds, les longs sommeils, les alimens légers.

84e « Les jouissances sexuelles, le froid, l'ivrognerie, les soupers trop copieux, la colère, et les exercices trop grands tuent les vieillards. »

85e « Les vieillards n'atteignent pas l'âge de décrépitude à cause de la faiblesse des fonctions excrétoires ; ils boivent plus, ils urinent moins, ils transpirent moins : le remède est d'égaler les excrétions aux additions. »

86e « La perspiration insensible, empêchée non-seulement dans les organes principaux mais encore dans les parties peu importantes, nuit aux fonctions de la vie ; pour les parties principales, elle détermine l'apoplexie dans le cerveau, les palpitations dans le cœur, la polyhémie dans le foie, la suffocation dans l'utérus ; pour les parties peu importantes, elle cause la gangrène. »

Cette suffocation de l'utérus n'est-elle pas un mouvement péristaltique des intestins, des muscles creux spasmodiquement renversé ; pour certaines femmes, les fonctions génératrices sont une nécessité : l'utérus restant dans l'inaction éprouve des contractions irrégulières qui se communiquent sympathiquement aux muscles de la vie organique, aux intestins par exemple, et constituent la boule hystérique : cet organe a besoin d'exercer, d'user ses forces contractiles, comme un chat qui égratigne un coussin.

L'idée de cette polyhémie, cette abondance du sang, produite par le défaut de perspiration dans la région du foie, tient à ce que les anciens regardaient le foie comme l'organe de la sanguification : c'est une conséquence de cette opinion erronée.

87ᵉ « Les femmes qui éprouvent la suffocation hystérique, ne l'éprouvent pas à la suite de la compression du diaphragme par l'utérus, mais par la froideur de la semence corrompue qui ne peut être évacuée par la transpiration. »

88ᵉ « Les humeurs des podagres, quoique très-épaisses, sont seulement dissipées en vapeurs· »

89ᵉ « Le vomissement empêche l'urine et la sueur. »

Cependant on sue après avoir vomi, comme après une fatigue.

90ᵉ « La circonvolution, l'agitation du corps dans le lit énerve, parce qu'elle se fait par le concours de tous les muscles; elle diminue la coction et la perspiration utile; le remède est de se contraindre à rester immobile. »

91ᵉ « En conservant les genoux chauds, on empêche le froid des pieds; on dort bien, on transpire davantage et on urine moins. »

Toutes les parties de la peau sympathisent ensemble : Aristote a remarqué que le froid aux pieds empêche le sommeil; Lorri prétend que le froid d'une partie empêche la transpiration plus que le froid du corps entier.

92ᵉ « La diarrhée est arrêtée par les moyens qui augmentent la transpiration tels que le bain. »

93ᵉ « Ainsi que l'aimant se conserve mieux avec beaucoup de fer; ainsi que le vin se conserve mieux dans un grand tonneau que dans un baril; de même les corps sains plus pesans sont plus vigoureux que ceux que la diète a fait diminuer de poids. »

Je le crois bien; la diète, c'est-à-dire la diminution de la nourriture affaiblit les organes, en ne leur donnant point ce qu'ils demandent. Dans toute autre supposition, l'aphorisme de Sanctorius est faux. A quelle époque de la vie l'homme prend-il de l'embonpoint? A l'âge où les organes générateurs diminuent d'activité et d'influence; à l'âge où cette exubérance vitale, qui animait le corps, s'affaiblit; à l'âge où les fonctions nutritives, ne produisant plus facilement du sang, sécrètent de la graisse substance bien moins animalisée, substance presque végétale : l'embonpoint est une preuve de faiblesse.

94ᵉ « Ceux qui urinent plus qu'ils ne boivent, ne transpirent que peu ou point du tout. »

J'ai cependant vu des hommes, attaqués du diabète, beaucoup suer. J'ai vu aussi beaucoup suer des personnes qui buvaient très-peu : n'y a-t-il pas chez certaines personnes une absorption cutanée?

95ᵉ « Pourquoi dans les fièvres intermittentes la transpiration insensible est-elle empêchée? Parce que l'humeur peccante est à la périphérie du corps. »

On conçoit, en effet, que les pores exhalans ou excrétoires de la peau refusent le passage à des molécules hétérogènes.

Pourquoi dans certaines fièvres, où le malade boit beaucoup, transpire-t-il peu? urine-t-il peu? que devient le liquide abondant qu'il avale? Il sort par la respiration qui s'accélère proportionnellement au pouls.

96ᵉ « Dans l'hydropisie on ne voit point de crise par la transpiration du serum abdominal, parce que la dureté et la sécheresse de l'abdomen empêchent la transpiration. »

97ᵉ « Les humeurs chaudes et mobiles sont attirées dans une partie par les altérans chauds, de manière à ce qu'ils soient évacués par l'insensible transpiration. »

98ᵉ « Pourquoi l'évanouissement est-il utile dans les grandes fièvres? Parce qu'il détermine la transpiration et la sueur.

La sueur, ainsi que la salive, dans les fièvres intermittentes est acide; elle teint en rouge le papier bleu coloré avec le tournesol; elle exhale une odeur acide, mêlée avec une odeur de souris : il en est de même de l'urine.

Souvent un malade, qui suait dans les premiers accès de fièvre intermittente, cesse de suer dans les derniers.

99ᵉ « La piqure d'un nerf, traitée avec du lait, de la farine ou de l'amidon, détermine des convulsions mortelles, parce que l'ichor retenu devient âcre; il faut dilater la plaie avec de l'huile.

100ᵉ « La transpiration est utile dans les tumeurs, déterminée par des corps humides; autrement ces tumeurs dégénèrent en squirrhe, les liquides s'évaporant, et les humeurs épaisses restant. »

101ᵉ « Une partie du corps pleine de sang, ou d'une autre humeur comme dans la pleuresie et les tumeurs, ne doit point être rafraîchie; la matière évacuée par la transpiration la rafraîchit assez. »

102ᵉ « Les hypochondriaques guérissent en employant des bains répétés qui rendent leurs corps perméables, et en usant d'une nourriture humide. »

103ᵉ « Une transpiration insensible, provoquée par des fomentations appliquées sur un corps non purgé, augmente plutôt l'engorgemeut qu'elle ne le fond. »

104ᵉ « Les corps qui transpirent abondamment, sans suer, n'ont besoin de purgation, ni de saignée; on voit cela dans les enfans. »

105ᵉ « Pourquoi y a-t-il des pétéchies ? Parce que la transpiration de la sérosité maligne est empêchée. »

Les fluides animaux vivans sont d'une composition toujours la même dans les élémens, mais toujours variée dans les proportions : quand ces variations ne dépassent pas certaines limites, la santé persiste; au-delà commence la maladie.

Les vases agissent sur les fluides, mais les fluides réagissent sur les vases qui les contiennent; si leur composition est troublée, ils déterminent une irritation et une constriction de ces vases, et de là vient le frisson des fièvres intermittentes, et peut-être les pétéchies.

Mais elles reconnaissent une autre cause; si les solides vivans sont affaiblis, il se fait çà et là des ruptures dans le système capillaire sanguin; le sang s'épanche, et forme des petites ecchymoses qui sont les pétéchies des fièvres continues et les suggillations du scorbut : cela n'existe pas seulement à la peau; Stoll en a trouvé dans les parenchymes musculaires.

106ᵉ « Ceux qui transpirent n'ont pas la gangrène; autrement la suppuration détermine le sphacèle. »

107ᵉ « Pourquoi la partie gangrénée meurt-elle? Parce que la pléthore sanguine empêche la circulation dans les petits vaisseaux; on a pour remède la transpiration sensible et insensible. »

La gangrène a pour cause l'excès d'inflammation, ou le défaut de réaction inflammatoire : les moyens curatifs doivent différer : pourquoi la sueur des pieds qui renferme, outre l'humeur de la transpiration, le détritus de l'épiderme a-t-elle l'odeur de la gangrène?

108e « Les humeurs très-épaisses circulent péniblement dans des canaux très-étroits chez les hommes robustes : les urines grasses le prouvent bien. »

Dans les corps affaiblis par une diète rigoureuse, ou des saignées, les fluides qui auraient été excrétés dans une autre supposition, sont absorbés, circulent de nouveau, et ne sont rejetés que lorsque leur trop grande animalisation les rend absolument nuisibles pour la santé; dans ce cas les urines sont très-brunes, très-acres, et d'une consistance huileuse.

109e « La transpiration vaporeuse enlève les matériaux utiles et inutiles : si le sommeil donne des forces, cette transpiration est le plus souvent inutile. »

Quelquefois une trop grande transpiration nuit : dans les climats chauds, par exemple, les peuplades sauvages l'empêchent en se frottant le corps d'huile, qui, en outre, écarte les insectes.

110e « La transpiration insensible est naturelle, et indique la force; la transpiration sensible, au contraire, indique la faiblesse (sueur). »

111e « Si une partie du corps est très-froide dans l'hiver, tout le corps en éprouve la réaction sympathique, et la coction, comme la transpiration, diminue. »

112e « La natation est plus favorable dans l'aprèsmidi; le matin, les pores sont fermés par la fraîcheur de l'eau : de là le danger de la fièvre. »

Le matin, on est moins acclimaté avec la température atmosphérique; le froid saisit plus vivement, et est suivi d'une réaction vitale, d'une chaleur plus forte : or, ce froid suivi de chaleur, constituant un accès de fièvre factice, peut se renouveler par l'habitude, qui influe sur tous nos mouvemens vitaux périodiques.

113e « Dans l'été, si le corps reste découvert, la transpiration est empêchée : de là la pesanteur de tête et la lassitude. »

114e « Quand le poids du corps augmente pendant cinq à six jours, il ne faut pas chercher à le diminuer brusquement, mais peu à peu. Une diète trop sévère blesse l'estomac, le cerveau et le cœur, et enfin tout le corps. »

115e « Dans l'automne, le poids du corps augmente ; si cela excède la mesure, il arrive des fièvres tierces ou putrides. »

116e « Les extrémités froides, dans une fièvre aiguë, si elles ne se réchauffent pas, sont mortelles, à cause du défaut de transpiration. »

A cause que c'est le commencement de l'agonie.

117e « Rien ne nuit plus aux ulcères malins que ce qui empêche la transpiration, comme la graisse, l'huile et la cire. »

Rien ne nuit plus aux ulcères que ce qui les dessèche, que ce qui enlève à leur surface l'humidité qui les lubrifie : cette observation confirmerait, par conséquent, l'ancien usage des onguens.

118e « La fièvre quotidienne seule peut avoir du danger : la pituite, qui en est la cause, empêche beaucoup la transpiration. »

Plus les accès se rapprochent, plus la fièvre est courte, mais aussi plus elle est dangereuse. Tout cela est un peu vague; il faut plutôt dire : Plus les accès sont intenses, plus ils sont dangereux : aussi, quand ils mettent la vie en danger, il faut les arrêter à tout prix.

119ᵉ « La perspiration empêchée au cou engourdit la sensibilité du péricrane; cela arrive par une promenade sous le vent et la pluie. »

Une douleur de rhumatisme envahit le cou, et la douleur se prolonge jusqu'au crane, où le muscle trapèze siège de la douleur prend son attache : j'ai vu deux fois un phlégmon gangréneux survenir dans ces circonstances; les malades guérirent; il y en avait un vieux.

120ᵉ « Rien n'empêche plus la putridité qu'une large ventilation qui agit non seulement sur les pores mais encore sur la respiration. »

La chimie moderne a trouvé un autre moyen; c'est de décomposer les émanations nuisibles par des acides actifs : conséquemment plus les acides agiront vivement sur les substances animales et mieux ils rempliront le but : or, je ne connais pas d'acide agissant plus vivement sur les émanations animales que l'acide nitreux du docteur Carmichael-Smith.

Ici je pourrais consigner un fait singulier : je m'avisai, étant écolier, de boire une limonade faite avec l'acide nitrique; cela me laissait dans la bouche l'odeur ou la saveur des matières fécales : il n'y avait là aucune prévention, puisque cela influait même sur la nature de mes rêves.

121ᵉ « Après le bain les frictions d'huile condensent les pores cutanés, de manière que l'humidité absorbée n'est point transpirée; donc dans les cas dangereux l'huile ferme les pores absorbans, au lieu de les ouvrir. »

Un docteur Marteau, cité par Lorri, prétend que l'huile favorise la transpiration ; j'ai peine à le croire.

122e « Diminuer chaque jour des alimens nous conduit à la vieillesse de Philippe. »

Il faut manger à son appétit ; cet oracle est plus sûr que celui de Calchas et de Philippe aussi.

123e « Le diaphragme en se contractant vers son origine dilate la poitrine, et cause l'inspiration ; en se relâchant, il la resserre et détermine ainsi l'inspiration. »

Le diaphragme en se contractant devrait resserrer les côtes, auxquelles il s'attache, dans toute sa circonférence ; mais les muscles intercostaux, qui fixent les côtes, les empêchent d'être abaissées. Ainsi le diaphragme s'abaisse, s'applanit et pousse en avant les viscères abdominaux ; les mouvemens oscillatoires que ces contractions périodiques déterminent, facilitent les mouvemens des fluides, et même des solides dans ces viscères : cette espèce de balancement y stimule les fonctions vitales.

Au reste, l'action des muscles offre quelques problèmes aux physiologistes ; le muscle grand pectoral, par exemple, agit bien plus souvent et plus énergiquement comme élévateur des côtes que comme abaisseur du bras ; les muscles bulbo-caverneux et ischio-caverneux paraîtraient, d'après leur position et le mode de leur insertion, exercer une action contraire à celle qu'on leur attribue. Par quel mécanisme se fait-il que la défécation entraîne forcément l'émission des urines.

124e « Le sphincter, en se contractant vers son insertion, resserre la vessie et contient l'urine ; lorsqu'il se relâche, il la dilate et permet son émission. »

Le sphincter ne se dilate pas par une action propre ; il

se laisse dilater par les matières excrémentitielles : il en est de même du cœur ; quand il s'est contracté, il se trouve dans un état forcé ; mais il cesse de se contracter, et ne se dilate pas par une action particulière, une action vitale ; il revient seulement à son état primitif : je sais que plusieurs physiologistes pensent le contraire ; mais leurs preuves me paraissent faibles.

On trouve dans ces aphorismes beaucoup de vieilles théories, beaucoup d'assertions hasardées ; enfin, beaucoup d'assertions inintelligibles ; et cependant on trouve encore à glaner dans ce fumier d'Ennius.

FIN.

Parmi les endroits obscurs, il y en a un que je voudrais
développer à raison de son importance ; il s'agit de la délivrance après l'accouchement. On peut faire trois suppositions :

Le placenta est entièrement adhérent ;

Il est détaché en partie ;

Il est totalement détaché.

1º On s'apperçoit que le placenta est totalement adhérent à ce que le sang coule uniquement par le cordon
ombilical : alors il faut en laisser couler une petite partie, pour que diminué de volume, le placenta, n'étant plus
en rapport avec la surface d'attache, puisse s'en détacher
facilement : mais ensuite il faut lier le bout de cordon
ombilical qui lui appartient, parce qu'il pourrait se faire
par cette voie une hémorrhagie dangereuse.

2º On s'apperçoit que le placenta est détaché en partie, à ce que le sang sort en même temps par la vulve et
par le cordon ; dans ce cas, il faut détacher entièrement
le placenta, pour stimuler les contractions de la matrice
inerte par cette manœuvre, et pour arrêter ainsi une hémorrhagie dangereuse.

3º Enfin, le placenta se trouve entièrement détaché ;
vous reconnaissez l'existence de cette supposition à ce
que le sang ne coule nullement par le cordon, vous pouvez alors le laisser dans le muscle creux qui le contient ;
il en diminue la cavité ; devenu corps stimulant, il en
active les contractions, aussi bien que d'autres corps volumineux qu'on y introduit, tels que le citron pelé : il est
vrai que cet accident reconnait pour cause l'inertie de
l'utérus ; cet organe affaibli ne se contracte point ; il

partage la faiblesse de tout le corps influencé morbidement par des causes physiques et morales; il ne faut point en accuser le placenta, retenu dans sa cavité; dans ce cas, employez les moyens fournis par l'art de guérir, le seigle ergoté qui provoque si énergiquement les contractions utérines, les injections acides, le tampon combiné avec le bandage de corps aussi serré qu'on peut le serrer sans douleur, les affusions d'eau froide, etc.